Adrien Melaye | Victoire Sadowicz

# Immunologie



de boeck
SUPÉRIEUR

Rue du Bosquet, 7
B-1348 Louvain-la-Neuve



Dépôt légal :
Bibliothèque nationale, Paris : octobre 2021
Bibliothèque royale de Belgique : 2021/13647/154
ISBN : 978-2-8073-3953-8

# Sommaire

## Section I : Sciences mathématiques, physiques et chimiques



## Section II : Sciences de la Vie



## Section IV : Éléments de séméiologie et de pathologie. Biologie appliquée à la clinique



## Section V : Sciences du Médicament

Ag : Antigène

Ac : Anticorps

ADCC : Cytotoxicité dépendante des Ac

AINS : Anti-inflammatoire non stéroïdien

BCR : B-cell receptor

CD : Cluster of Differenciation

CDR : Complementarity determining regions

CFU : Colony Forming Unit

CLR : Récepteur de type Lectines de type C (C-type lectin receptor)

CMH : Complexe Majeur d'Histocompatibilité

CPAg : Cellule présentatrice d'antigène

CRD : Domaine de reconnaissance des carbohydrates

CRP : C-réactiv protéin

CSH : Cellule souche hématopoïétique

DA : Dermatite atopique

DC-SIGN : Dendritic Cell-Specific ICAM-Grabbing Non-integrin

Dectine : Dendritic Cell associated C type lectin 1

DHR : Test par digydrorhodamine

DI : Déficit immunitaire

DRO : dérivés réactifs de l'oxygène

DT1 : Diabète de type 1

ELISA : Enzyme Linked ImmunoSorbent Assay

EI : Effet indésirable

FR : Framework

GC : Glucocorticoïdes

GR : Globule rouge

GVH : Graft Versus Hote

Hb : Hémoglobine

HLA : Human Leukocyte Antigen

HS : Hypersensibilité

IDM : Infarctus du myocarde

IFI : Immunofluorescence indirect

IFN : Interféron

Ig : Immunoglobuline

IL : Interleukine

IMG : Interruption médicale de grossesse

IV : Intraveineux

IVG : Interruption volontaire de grossesse

KBPM : Kininogène de Bas Poids Moléculaire

KHPM : Kininogène de Haut Poids Moléculaire

KIR : Killer cell Ig like Receptor

LB : Lymphocyte B

LNK : Lymphocyte NK

LT : Lymphocyte T

LPS : Lipopolysaccharide

MALT : Tissus lymphoïde associé aux muqueuses

MASP : MBL Associated Serine Protease

MBL : Mannose Binding Lectin

MC : Minéralocorticoïdes

MINCLE : Macrophage-Inductible C-type lectin

MPO : Myeloperoxidase

NBT : Test au nitro blue tetrazolium

NFS : Numération formule sanguine

NLR : NOD-like receptor = Récepteur de type NOD (Nucleotide-binding Oligomerization Domain-containing protein)

PAMP : Pathogen Associated Molecular Pattern = Motif moléculaire associé aux pathogènes

PNB : Polynucléaire basophile

PNEo : Polynucléaire éosinophile

PNN : Polynucléaire neutrophile

PRR : Pattern Recognition Receptor = Récepteur de reconnaissance de motifs moléculaires

PTX3 : Pentraxine 3

RAI : Recherche des Agglutinines Irrégulières

Rh : Rhésus

RIA : Radio immune assay (dosage radio-immunologique)

RLR : RIG-like receptor = Récepteur de type RIG (Retinoic acid Inducible Gene)

RNI : Reactive Nitrogen Intermediate

SA : Semaine d'aménorrhée

SAP : Sérum Amyloid P

SC : Sous cutanée

SCF : Facteur des cellules souches

SMD : Syndrome myélodysplasique

SNC : Système nerveux centrale

SR : Scavenger receptor = Récepteur d'épuration

TAP : Transporteur Associated with Antigen Processing

TCR : T Cell Receptor

TDA : Test Direct à l'Antiglobuline

TIR : Toll/IL-1 receptor

# Lexique

TLR : Toll-like receptor = Récepteur de type toll

TTL : Test de Transformation Lymphoblastique

VS : Vitesse de sédimentation

# Section I : Sciences mathématiques, physiques et chimiques

# Item 15

## Méthodes utilisant la réaction antigène-anticorps

## I. Techniques dans un milieu gélifié

### 1) Immunoélectrophorèse

Méthode qualitative et séparative en double diffusion-précipitation réalisée en 3 temps :
- Electrophorèse des protéines sériques : application d'un champ électrique sur gel d'agarose qui permet la migration des protéines selon leurs masses moléculaires et leurs charges.
- Diffusion : lorsque la migration est complète, on vient créer un sillon le long de ce gel pour y insérer un **immunsérum polyvalent anti-sérum humain normal** qui se diffusera perpendiculairement au sillon
- Précipitation : après incubation de 48 h, détection des **arcs de précipitation** (= couple antigène/anticorps)
  → *Tous les arcs seront différents et spécifiques d'une protéine*

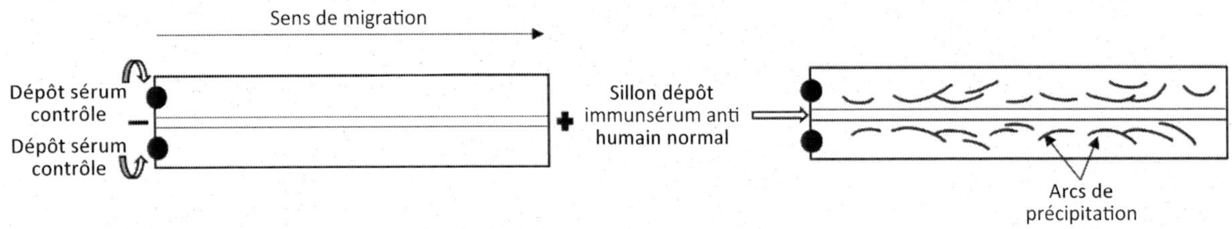


| Intérêts | Inconvénients |
|---|---|
| Permet d'apprécier qualitativement la baisse, l'augmentation voire l'absence de certaines protéines utiles au diagnostic de certaines pathologies | – Délai de quelques jours<br>– Technique difficilement automatisable<br>– Risque d'erreur de manipulation humaine<br>– Nécessité d'une connaissance pointue pour apprécier les résultats |

### 2) Immunofixation

L'immunoélectrophorèse peut être approfondie en utilisant par la suite des antisérums monospécifiques pour affiner la caractérisation en se basant sur le même principe :
- Electrophorèse des protéines sériques
- Individualisation des protéines sur gel : ajouts **d'antisérums monospécifiques** (exemples : antichaines légères kappa, antichaines légères lambda, antichaines lourdes...)
- Migration, précipitation, lavage et révélation à l'aide d'un colorant pour apprécier la présence ou non de bandes diffuses (Ig polyclonale) ou étroites (Ig monoclonale)

| Intérêts | Inconvénients |
|---|---|
| – Identifier une immunoglobuline monoclonale : détermination de la classe (IgG, IgM ou IgA) et le type de chaines légères associées (kappa, lambda)<br>– Lecture plus simple<br>– Rapidité des résultats (quelques heures)<br>– Technique plus sensible que l'immunoélectrophorèse | – Pas d'aspect quantitatif<br>– Risque d'erreur de manipulation humaine<br>– Sensibilités des antisérums variables |

### 3) Western Blot = immunotransfert

Permet la détection spécifique de protéines en différentes étapes :
- <u>Electrophorèse</u> des **protéines d'intérêt** provenant d'un lysat cellulaire
- <u>Transfert</u> des protéines sur une membrane, le plus souvent de nitrocellulose ou SDS-PAGE, les protéines se fixeront à cette membrane en gardant la même conformation de migration
- Ajout d'<u>anticorps primaires</u> spécifiques de ces protéines
- Ajout d'<u>anticorps secondaires</u> anti-immunoglobuline humaine qui seront marqués à une enzyme ou un fluorochrome permettant la révélation par bandes colorées

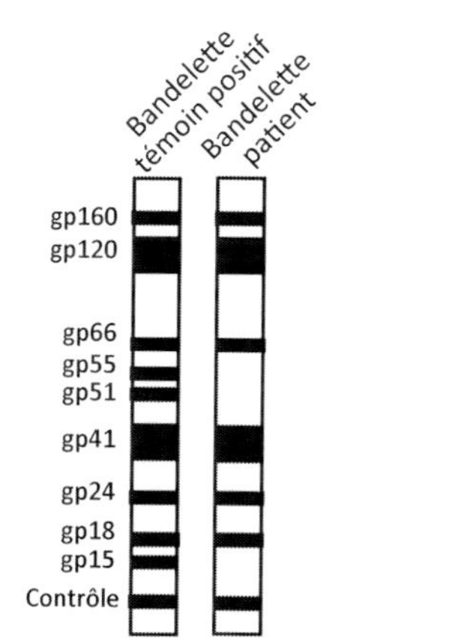

*Exemple : confirmation diagnostique lors d'une recherche de séropositivite VIH*

| Intérêts | Inconvénients |
|---|---|
| - Technique très souvent utilisée pour la confirmation diagnostique d'infections (VIH, maladie de Lyme...)<br>- Permet le suivi de certains traitements (exemple : diminution d'une protéine ciblée par un médicament) | - Technique indirecte délicate<br>- Délai de réponse un peu long<br>- Possibles réactions croisées |

### 4) Réaction d'Ouchterlony = immunodiffusion double

C'est une méthode qualitative de double diffusion sur un disque de gélose, le plus souvent un gel d'Agar. Elle permet la recherche **d'anticorps spécifiques** d'un patient face à un antigène donné.
- Cas 1 :
  Puit central : solution d'un antigène donné (Ag)
  Puits équidistants : sérum contrôle négatif (C-), sérum contrôle positif (C+), sérum d'un patient à tester
- Cas 2 :
  Puit central : sérum à tester
  Puits équidistants : différents antigènes à tester, un contrôle positif

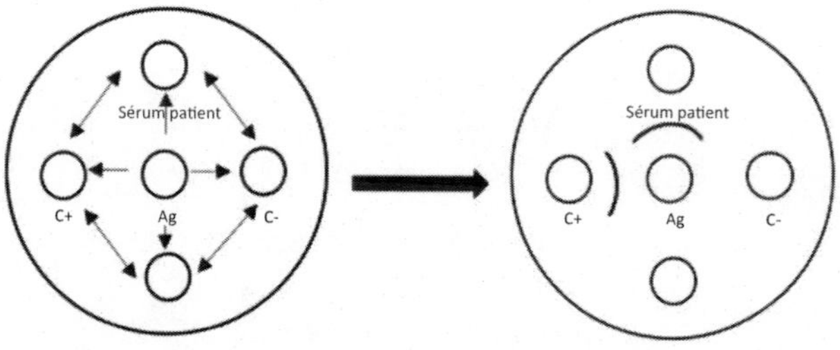


La solution antigénique diffusera de façon homogène dans tous les sens et lorsqu'il y aura rencontre avec des anticorps spécifiques, il y aura formation de complexes immuns qui se traduiront par un arc de précipitation.

*NB : l'électrosynérèse = immunodiffusion double mais accélérée par un champ électrique qui accélère la migration.*

| Intérêts | Inconvénients |
|---|---|
| - Permet de caractériser la spécificité de la relation antigène-anticorps<br>- Permet aussi de caractériser l'identité d'un antigène en fonction de l'allure de l'arc de précipitation : l'identité peut être totale, partielle ou nulle : appréciation des réactions croisées entre antigènes, relations entre les microorganismes | - Délai de réponse de 24 h-48 h<br>- Risque d'erreur de manipulation humaine<br>- Difficultés d'interprétations à l'œil nu |

### 5) Technique de Mancini = immunodiffusion radiale simple

Méthode **quantitative** qui permet la quantification d'une concentration en **antigène** dans une solution. Elle est basée sur l'utilisation d'un gel qui contient une concentration en anticorps connue, constante et homogène au sein du gel.

→ *C'est pourquoi elle est appelée diffusion radiale simple : seul l'antigène diffusera.*

- Préparation d'un gel qui contient les anticorps anti-antigènes.
- Préparation d'une gamme étalon pour réaliser une courbe d'étalonnage.
- Formation de différents puits contenant les solutions d'antigènes diluées de concentrations connues.
- Dépôt dans un puit de la solution contenant l'antigène à quantifier.
- Il y aura une diffusion des solutions d'antigènes au sein du gel, lorsque la concentration de l'antigène sera au terme de sa zone d'équivalence avec la concentration en anticorps, se formera un cercle de précipitation (marqueur de la liaison anticorps-antigène) dont le diamètre sera directement proportionnel à la quantité de l'antigène.
- Le résultat sera trouvé grâce à la courbe d'étalonnage.

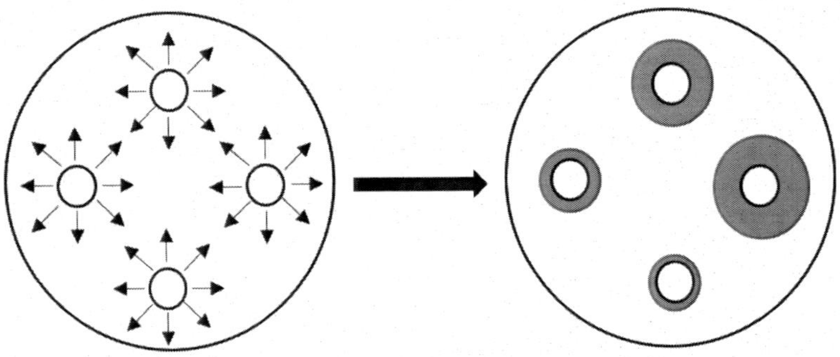

*Formation de 4 puits : 3 avec des concentrations connues d'antigène puis 1 à rechercher*

*Diffusion et formation des cercles de précipitation*

| Intérêts | Inconvénients |
|---|---|
| – Permet de quantifier la concentration en antigène d'une solution | – Délai de réponse de 24 h-48 h<br>– Risque d'erreur de manipulation humaine<br>– Difficultés d'interprétations à l'œil nu |

*NB : technique de Laurell = immunodiffusion radiale simple accélérée par un champ électrique*

## II. Techniques d'agglutination

### 1) Test de Coombs direct = test direct à l'anti-globuline (TDA)

Méthode **qualitative d'agglutination** utilisée le plus souvent dans la démarche diagnostique d'une **hémolyse** par la recherche des anticorps à la surface d'une hématie.

- Hématies du patient lavées (élimination immunoglobulines plasmatiques du patient)
- Mise en contact avec le réactif de Coombs qui contient des **anticorps anti-immunoglobuline humaine** (ex : de lapin) : on peut soit utiliser des anticorps anti-globuline **polyvalents** (reconnaissance IgM, IgG, IgA), ou **monospécifiques** (reconnaissance IgM ou IgG : permet de typer l'anémie).
- On peut aussi mettre en évidence des fractions du **complément** sur les hématies (C3b)

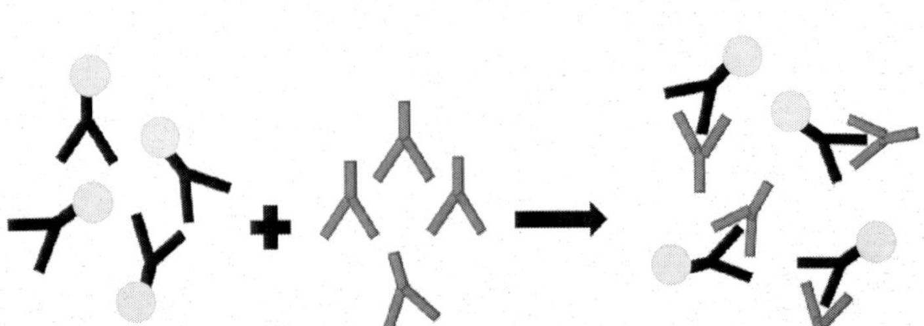

*Hématies (rond) du patient avec anticorps à la surface* *Anticorps anti-globuline humaine* *Agglutination : test positif*

| Intérêts | Inconvénients |
|---|---|
| – Méthode très sensible (90-95 %)<br>– Utilisée dans la recherche d'une anémie hémolytique du nouveau-né, d'une anémie immuno-allergique, d'allo-immunisation lors d'erreur transfusionnelle<br>– Examen clé d'une anémie hémolytique auto-immune | – Risques de faux positifs ou faux négatifs<br>– Techniques en tube ou en gel dont les résultats peuvent varier en fonction des réactifs utilisés ou dont les résultats peuvent être différents pour une même recherche selon la technique utilisée |

### 2) Test de Coombs indirect = test indirect à l'anti-globuline

Méthode **quantitative** réalisée si le test de Coombs direct est positif. Elle est basée sur le même principe **d'agglutination** que précédemment, ici on ne prend que le sérum du patient contenant ses anticorps et non ses hématies.

- Sérum du patient
- Mise en contact avec **différentes hématies sensibilisées** présentant des antigènes connus à leur surface.
- Ajout d'anticorps anti-globuline humaine et recherche d'une agglutination
- Quantification par dilutions du sérum : permet aussi de visualiser dans le temps des taux d'anticorps : résultats exprimés en **titre** (inverse de la dernière dilution positive)

Permet d'affiner les réponses obtenues lors d'un Coombs direct, peut préciser le type d'anticorps mis en jeu et de le quantifier.

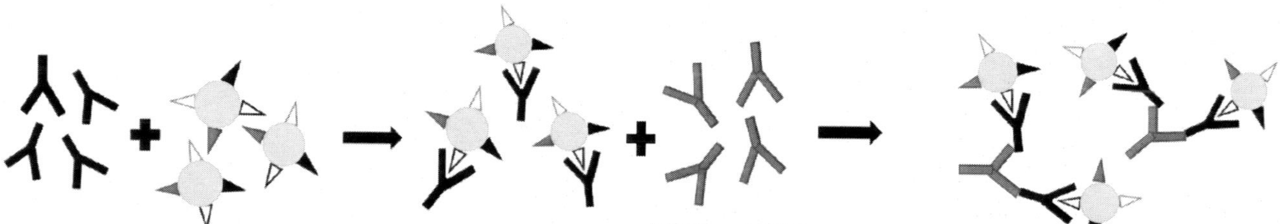


| Intérêts | Inconvénients |
|---|---|
| – Aspects qualitatif et quantitatif : détermine la nature des anticorps et leur spécificité<br>– Permet le suivi de l'évolution des taux d'anticorps dans le temps<br>– Diagnostic allo-immunisation anti-rhésus chez la mère lors d'incompatibilité rhésus +/rhésus –<br>– Recherche des agglutinines irrégulières (RAI) | – Risques de faux positifs ou faux négatifs<br>– Technique un peu plus longue que le Coombs direct, nécessité des dilutions pour le titrage |

### 3) Test de Coombs plaquettaire (aussi Test de Dixon)

Méthode **qualitative** qui utilise le même principe que le Coombs direct cité précédemment mais basée sur l'utilisation des plaquettes et non plus des hématies : on recherche des auto-anticorps fixés sur les plaquettes.

| Intérêts | Inconvénients |
|---|---|
| – Test sensible<br>– Confirmation diagnostique d'une thrombopénie auto-immune<br>– Recherche d'une allo-immunisation post transfusionnelle | – Risques de faux positifs ou faux négatifs<br>– Prélèvement parfois difficile<br>– Résultats dépendent du taux de plaquettes initial du patient |

## III. Techniques d'immunomarquage

### 1) Immunofluorescence

Méthode **qualitative** et **quantitative** de mise en évidence d'une protéine d'intérêt dans une cellule ou un tissu par marquage d'un antigène spécifique, à l'aide **d'anticorps**.

- **Qualitative** : utilisation d'un anticorps spécifique de l'antigène d'intérêt
  - Méthode directe : l'anticorps **primaire** est directement couplé à un fluorochrome
  - Méthode indirecte (**IFI**) : utilisation d'un anticorps **secondaire** qui sera celui porteur d'un fluorochrome et qui reconnaitra l'anticorps primaire
    → *C'est la plus utilisée : permet plusieurs marquages en même temps et l'intensité lumineuse est meilleure*
- **Quantitative** : l'intensité de la fluorescence perçue est corrélée à la quantité

  → Le fluorochrome sera excité par une lumière, ce qui permettra l'émission de la fluorescence, qui sera détectée au microscope à fluorescence.

➔ **Méthode d'immunomarquage mais aussi d'immunodosage**

| Intérêts | Inconvénients |
|---|---|
| – Méthode facile à réaliser, simple<br>– Nombreux fluorochromes utilisables (fluorescéine, rhodamine...)<br>– Utilisation dans de nombreux domaines médicaux<br>– Permet le marquage mais aussi le dosage<br>– Peut déterminer la présence d'une protéine, sa position dans la cellule/le tissu ou son absence | – Risques de faux positifs ou faux négatifs<br>– Possibles réactions croisées<br>– Parfois réalisation en amont d'un photoblanchiment si l'élément de l'étude possède une fluorescence naturelle |

### 2) Cytométrie en flux

**Méthode analytique** qui permet le comptage et de fournir les **caractéristiques** de différentes cellules (taille, forme, granulations...) présentes dans un même liquide. Cette technique peut utiliser différents anticorps marqués à des fluorochromes qui iront se fixer sur les antigènes présents à la surface de la cellule. Chaque cellule passe devant un laser et permet de directement fournir ces informations en se basant, en outre, sur l'intensité de la fluorescence émise, la déviation et la diffusion du faisceau de laser.

| Intérêts | Inconvénients |
|---|---|
| – Analyse rapide d'un très grand nombre de cellule en même temps<br>– Permet un tri cellule rapide<br>– Permet l'analyse de cellules rares ou délicates | – Pas d'image à proprement parler des cellules<br>– Nécessité des cellules en suspension |

### 3) Immunoenzymologie

Méthode **qualitative** et **quantitative** basée sur le même principe que celui de la fluorescence mais on utilise ici une enzyme et la réaction avec son substrat.

- Le substrat de l'enzyme sera **chromogène** : il est initialement **incolore**
- L'enzyme catalysera la réaction et le substrat deviendra produit
- A ce moment-là, le produit émettra une couleur
- La densité optique du produit coloré sera mesurée par spectrophotométrie : en effet l'intensité de couleur sera proportionnelle à la quantité
  → *C'est la base de la technique ELISA, vue un peu plus loin dans le chapitre*

➔ **Méthode d'immunomarquage mais aussi d'immunodosage**

| Intérêts | Inconvénients |
|---|---|
| – Méthode facile à réaliser, simple et sensible<br>– Différentes enzymes utilisables (PAL, péroxydase, G6PD...)<br>– Utilisation en immunohistochimie (tissus) ou immunocytochimie (cellules)<br>– Couramment utilisée en routine | – Limite de détection moins puissante que la radio-immunologie<br>– Conditions du milieu à respecter pour que l'enzyme puisse catalyser sa réaction |

### 4) Radio immuno assay = dosage radio-immunologique (RIA)

Méthode **qualitative** et **quantitative** par compétition ou l'on utilise les principes de radioactivité.

- On va **marquer des antigènes** à l'aide de radio isotope (le plus souvent de l'iode 125) qui seront dans une solution de concentration connue.
- On va les mettre en contact **d'anticorps spécifiques** de ces antigènes : formation de complexe immun.
- On ajoute à cette solution les mêmes antigènes **mais non marqués** à des concentrations connues : il y aura alors **compétition** entre les antigènes marqués et ceux non marqués
- Les antigènes marqués seront déplacés au profil de ceux non marqués qui se fixeront aux anticorps : au plus leur concentration augmentera, au plus la radioactivité diminuera
- Au fur et à mesure, sera mesurée la radioactivité par comptage gamma : cela permettra de réaliser une courbe d'étalonnage qui servira comme témoin pour mesurer la concentration en antigène dans le sérum du patient.

➔ **Méthode d'immunomarquage mais aussi d'immunodosage**

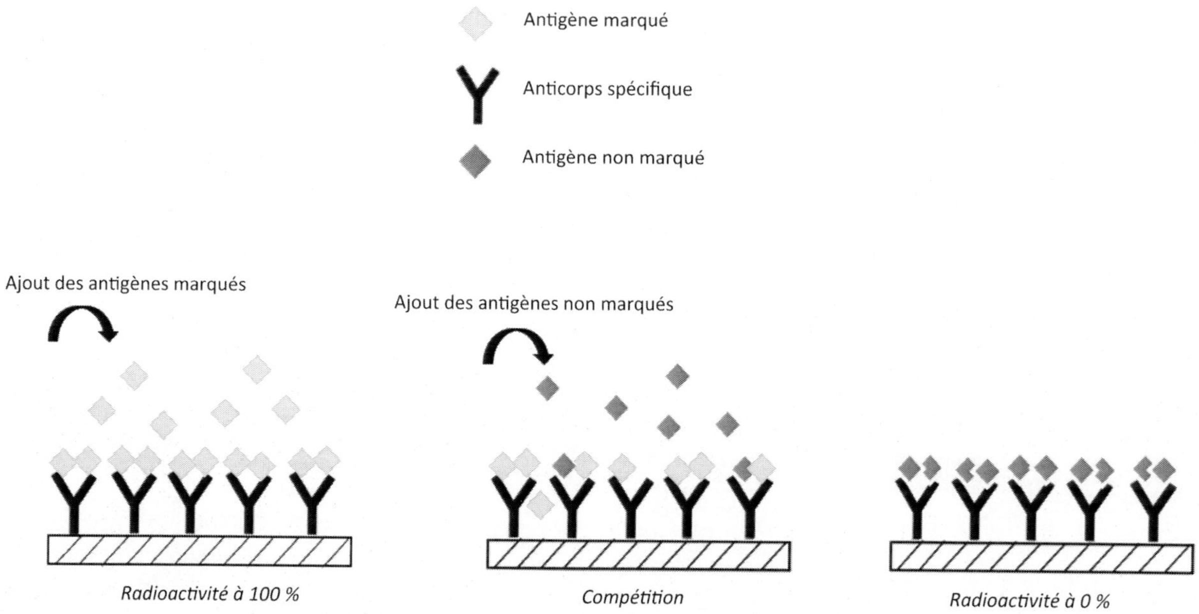


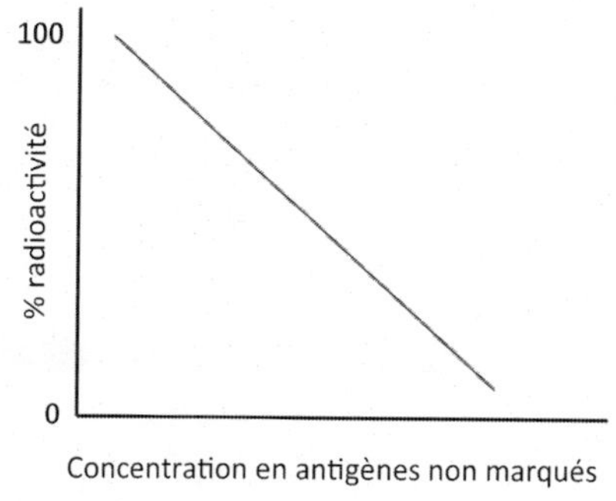

| Intérêts | Inconvénients |
|---|---|
| – Méthode très précise, sensible et spécifique<br>– Permet de détecter un nombre très petit d'antigènes dans une solution donnée<br>– Utilisations diverses : oncologie, suivi thérapeutique, recherche, quantification d'hormones, concentrations en médicaments...<br>– Possibilité d'utilisation de différents radio isotopes : C14, H3, I125... | – Première technique d'immunomarquage mise au point mais tend à disparaitre en faveur de l'immunoenzymologie<br>– Manipulation très particulière et nécessité de précautions<br>– Nécessite des dilutions<br>– Elimination des déchets radioactifs |

## IV. Techniques d'immunodosage

### 1) ELISA

La technique ELISA (*Enzyme Linked ImmunoSorbent Assay*) est basée sur le principe de l'immunoenzymologie vu plus haut.

| Intérêts | Inconvénients |
|---|---|
| – Méthode facile à réaliser, simple et sensible<br>– Des solutions diluées permettent la quantification<br>– Différentes enzymes utilisables (PAL, péroxydase, G6PD...)<br>– Utilisation en immunohistochimie (tissus) ou immunocytochimie (cellules)<br>– Couramment utilisée en routine<br>– On peut aussi utiliser des billes plutôt que des puits | – Limite de détection moins puissante que la radio-immunologie<br>– Linéarité des résultats moins bonne que pour la radioactivité ou la fluorescence<br>– Conditions du milieu à respecter pour que l'enzyme puisse catalyser sa réaction |

#### a) *ELISA direct*

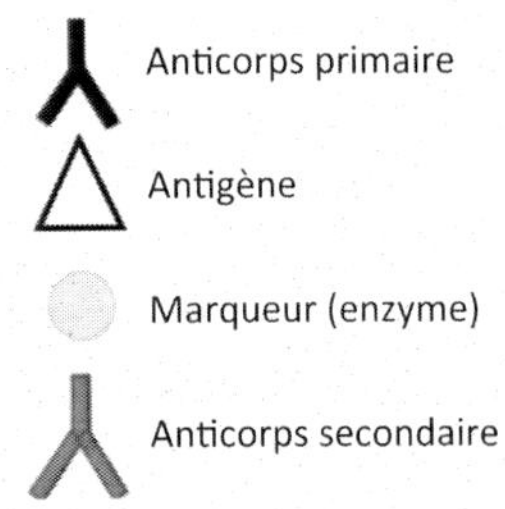


Permet la détection et le dosage des **anticorps :**

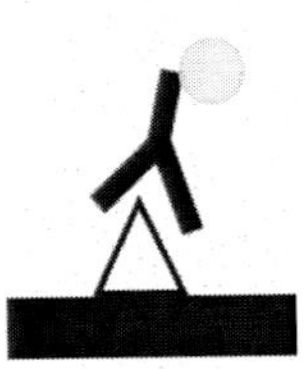

ELISA direct

- Ajout d'antigènes spécifiques de l'anticorps recherché dans des puits, fixation au fond des puits puis lavage pour éliminer l'excédent d'antigènes.
- Réalisation de dilutions du sérum du patient contenant l'anticorps à doser
- Ajout des dilutions dans les différents puits : les anticorps iront se fixer sur leurs antigènes spécifiques puis lavage pour éliminer l'excédent d'anticorps. Ces anticorps sont directement marqués par une enzyme. Lavage pour éliminer l'excédent.
- Ajout d'un substrat incolore chromogène spécifique de l'enzyme qui sera catalysé en produit coloré qui permettra sa détection.

#### b) *ELISA indirect*

Permet la détection et le dosage des **anticorps** :

- Ajout d'antigènes spécifiques de l'anticorps recherché dans des puits, fixation au fond des puits puis lavage pour éliminer l'excédent d'antigènes.
- Réalisation de dilutions du sérum du patient contenant l'anticorps à doser.
- Ajout des dilutions dans les différents puits : les anticorps primaires iront se fixer sur leurs antigènes spécifiques. Lavage pour éliminer l'excédent d'anticorps.
- Ajout d'anticorps secondaires anti-immunoglobuline humaine (de lapin ou de souris) conjugués à une enzyme.
- Ajout d'un substrat incolore chromogène spécifique de l'enzyme qui sera catalysé en produit coloré qui permettra sa détection.

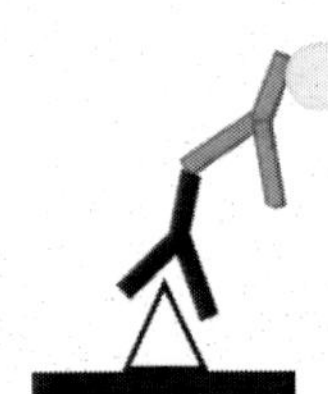

ELISA indirect

c) ***ELISA compétitif***

Permet la détection et le dosage des **antigènes** :

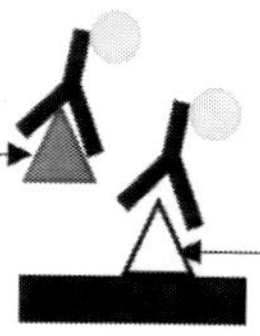


- Ajout **d'antigènes de référence** dans des puits à une concentration donnée, fixation au fond des puits puis lavage pour éliminer l'excédent d'antigènes.
- On va faire des dilutions du sérum du patient.
- On ajoutera les dilutions et une solution d'anticorps primaires spécifiques de l'antigène recherché qui seront marqués, dans les puits contenant déjà les antigènes de référence fixés.
- Les antigènes de référence et les antigènes recherchés rentreront en **compétition** pour se fixer sur les anticorps spécifiques.
- Tout ce qui sera **non lié sera éliminé** au lavage, ainsi, au plus il y a d'antigènes recherchés dans le sérum du patient, au plus ils seront fixés aux anticorps et donc ils seront non liés au fond du puits donc éliminés au lavage.

  → **Au plus l'intensité lumineuse mesurée est faible, au plus il y a d'antigènes recherchés.**

d) ***ELISA sandwich***

Permet la détection et le dosage des **antigènes** :

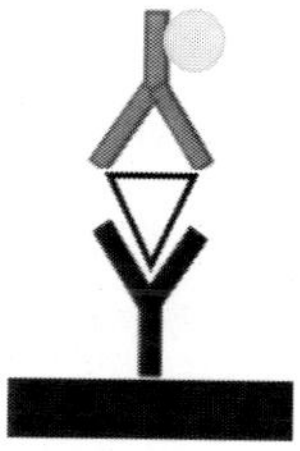
ELISA sandwich

- Ajout **d'anticorps primaires spécifiques** de l'antigène recherché dans des puits, fixation au fond des puits puis lavage pour éliminer l'excédent d'anticorps.
- Réalisation de **dilutions** du sérum du patient contenant l'antigène à doser.
- Ajout des dilutions dans les différents puits : les antigènes iront se fixer sur les anticorps spécifiques. Lavage pour éliminer l'excédent.
- Ajout d'anticorps secondaires **spécifiques de l'antigène** recherché couplés à une enzyme
- Ajout d'un substrat incolore chromogène qui sera catalysé en produit coloré qui permettra sa détection.

Grâce à un lecteur, la densité optique de chaque puit est mesurée et sera proportionnelle à la quantité d'enzyme qui est elle-même proportionnelle à la quantité d'anticorps préalablement fixés, donc de l'antigène recherché.

### 2) Immunonéphélémétrie

L'immunonéphélémétrie est une technique **quantitative** basée sur l'analyse de l'interaction de la **lumière** avec des complexes immuns plongés en solution. On peut doser soit l'antigène, soit l'anticorps.

- Néphélémétrie : mesure du rayonnement lumineux diffusé par les complexes immuns à l'origine du « trouble » en solution.

  ➔ **Mesure de la lumière diffractée**

→ Notion **d'immunoprécipitation** à l'origine du trouble observé : formation d'un **complexe immun** entre un antigène et son anticorps spécifique : lorsque plusieurs complexes immuns se forment à l'équivalence (autant de quantité d'antigènes que d'anticorps en solution) ils forment ce qu'on appelle un « **réseau** » qui est **insoluble, compact et visible à l'œil nu**.

| Intérêts | Inconvénients |
|---|---|
| – Automatisable<br>– Méthode sensible<br>– Une source lumineuse puissante permet d'augmenter la sensibilité de la méthode<br>– Permet le dosage même de « traces » en solution : permet les dosages de faibles concentrations | – Ne peut pas détecter et doser différents anticorps/antigènes en même temps<br>– Nécessité d'être à l'équivalence pour éviter les excès d'antigènes ou d'anticorps<br>– Lumière peut être déviée par la présence d'autres petites particules |

### 3) Immunoturbidimétrie

C'est également une méthode **quantitative** qui ressemble, à quelques nuances près, à la néphélémétrie.

- Turbidimétrie : mesure de l'épaisseur du « trouble » par mesure de l'absorption d'un rayonnement lumineux qui le traverse.

  ➔ **Mesure de la lumière transmise/absorbée**

# Section II :
# Sciences de la Vie

# Item 25

## Groupes sanguins A, B, O,

## systèmes Rhésus et Kell

## I. Groupes sanguins A, B, O

### 1) Généralités

Le **groupe sanguin d'un individu est déterminé selon la présence d'antigène, ou non, à la surface de ses hématies**.

Dans le système A, B, O il existe **4 possibilités** de groupes sanguins avec une répartition hétérogène dans la population :

| Antigène(s) présent(s) | Groupe sanguin | Fréquence en population française | Anticorps présents dans le sérum |
|---|---|---|---|
| A | A | 44 % | Anticorps naturels réguliers anti B |
| B | B | 10 % | Anticorps naturels réguliers anti A |
| A et B | AB | 4 % | Pas d'anticorps |
| Aucun | O | 42 % | Anticorps naturels réguliers anti A et anti B |

Les anticorps anti A et anti B sont **naturels, réguliers** et de **type IgM** (*ils ne passent pas la barrière foetoplacentaire*). Ils ne sont sécrétés qu'entre 3 à 6 mois de vie, ce qui explique que le groupage sanguin n'est réalisé qu'après ce terme.

**Naturels et réguliers** = c'est-à-dire qu'ils existent chez tous les individus lorsqu'ils ne possèdent pas l'antigène sur leurs hématies. Ils sont produits en dehors de toute stimulation immunitaire, ou secondairement à une rencontre dans l'environnement (les antigènes A et B ne sont pas spécifiques de l'homme, ils sont aussi présents par exemple chez les bactéries).

→ Leur existence explique la nécessité des précautions prises avant des transfusions : lors d'erreurs transfusionnelles, ils peuvent induire une **hémolyse** importante, qui peut être mortelle dans certains cas.

Ainsi, les schémas transfusionnels sont expliqués :

| Groupe sanguin | Antigène | Anticorps | Transfusion de GR | |
|---|---|---|---|---|
| A | A | Anti B | A ou O | |
| B | B | Anti A | B ou O | |
| AB | A et B | Aucun | A, B, AB ou O | → Receveur universel |
| O | Aucun | Anti A et Anti B | O | → Donneur universel |

### 2) Génétique

Nous possédons chacun une paire de chromosomes résultant de l'association d'un chromosome père et d'un chromosome mère. Nous avons donc 2 allèles, ce qui conduit à une possibilité de **6** combinaisons alléliques (**génotypes**) qui permettront l'expression in fine de **4** groupes sanguins (**phénotypes**).

- Les gènes codants pour les antigènes des groupes sanguins ABO sont situés sur le **chromosome 9**
- Allèles A et B sont **dominants** : une seule copie suffit à son expression et ils peuvent être **codominants** chez un sujet hétérozygote
- Allèle O est **récessif** : il faut 2 copies pour qu'il s'exprime

| Combinaison allélique | Zygotie | Groupe sanguin résultant |
|---|---|---|
| AA | Homozygote | A |
| BB | Homozygote | B |
| OO | Homozygote | O |
| AB | Hétérozygote | AB |
| AO | Hétérozygote | A |
| BO | Hétérozygote | B |

Exemples de transmission :

| | **Père B** (Génotype OB) | |
|---|---|---|
| **Mère O** (Génotype OO) | OO | OO |
| | OB | OB |
| *Les enfants auront 1 chance sur 2 d'être du groupe O ou du groupe B* | | |

| | **Père B** (Génotype BB) | |
|---|---|---|
| **Mère O** (Génotype OO) | OB | OB |
| | OB | OB |
| *Tous les enfants seront du groupe B* | | |

Les antigènes A et B sont des **sucres** situés au niveau de la partie **terminale** des chaines glycolipidiques ou glycoprotéiques présentes sur les hématies. Leurs gènes codent pour des **glycosyltransférases**. Ils sont présents dans **différents liquides biologiques** : plasma, salive, même le lait et sont ubiquitairement dispatchés dans les tissus hormis les cellules de la cornée, les cellules nerveuses et les os.

Leur synthèse respective nécessite la présence de **l'antigène H** : l'ajout de sucre au bout de la chaine formée par l'antigène H est à la base de la formation des antigènes A et B.

- Les **allèles A** codent pour une **N acétyl-galactosamine-transférase** et ajoutent un **N-galactosamine** en position terminale de la chaine formée par l'antigène H et forme alors l'antigène A.

→ Il existe en réalité 2 allèles A : **A1 et A2** mais dont la différence n'a pas tant d'intérêt clinique.

A1 : est majoritaire à 80 %. Leur **N acétyl-galactosamine-transférase** est très active, ce qui masque l'entièreté de l'antigène H.

A2 : est minoritaire à 20 %. Leur **N acétyl-galactosamine-transférase** est beaucoup moins active et laisse paraitre bien plus d'antigène H à la surface des hématies car ne produit pas beaucoup d'**N-galactosamine**.

- L'allèle B code pour une **galactose transférase** qui ajoute un **galactose** en position terminale de la chaine formée par l'antigène H et forme alors l'antigène B.
- L'allèle O est en fait **non fonctionnel** et ne produit pas d'enzyme active (= pas d'antigène de surface), il n'y a donc que la chaine de l'antigène H représentée, donc qu'un fucose.

### 3) Antigène H

#### a) *Généralités*

- Les gènes codant pour l'antigène H se situent au niveau du **chromosome 19**
- Il existe deux versions alléliques : H et h
- L'allèle H code pour une fucostransférase : on ajoute un **fucose** sur la partie terminale de la chaine de base = formation de **l'antigène H**

→ *Cette chaine étant la base d'accroche pour la formation des antigènes A et B.*

#### b) *Phénotype Bombay*

- L'allèle h est lui très rare : la version homozygote **hh** représente ce que l'on appelle le **phénotype Bombay**

➔ *Découvert et décrit pour la première fois en Inde.*

- Cela donne un gène **non fonctionnel**, ça ne codera pas pour une fucosetransférase : il n'y aura pas d'ajout d'un fucose en partie terminale de chaine et donc pas de production d'antigène H.
- On dit qu'ils sont du groupe sanguin Oh.
- Le risque chez ces personnes c'est qu'ils sont considérés à tort comme des personnes du groupe O, or du fait qu'il n'y ait pas d'antigène H, ils vont non seulement posséder des anticorps anti-A, anti-B mais aussi **anti-H.**

➔ Il leur faut alors absolument être transfusé par un autre phénotype Bombay, sinon il y a un **risque majeur d'hémolyse**.

## II. Systèmes Rhésus et Kell

### 1) Système Rhésus

Il s'agit du 2ème système le plus important après l'ABO pour le typage sanguin. C'est un système complexe comprenant une multitude d'antigènes mais dont 5 présentent un véritable intérêt. Il s'agit :

- De l'antigène **D** (RH1)
- De l'antigène **C** (RH2)
- De l'antigène **E** (RH3)
- De l'antigène **c** (RH4)
- De l'antigène **e** (RH5)

} Ces antigènes sont régulés par 2 gènes : RHD et RHCE. Ces gènes sont situés sur le **chromosome 1**

Ce système rhésus est **spécifique des hématies** et **propre à l'homme**.

*NB : les lettres D, C, c, E et e sont issus de la nomenclature de Fischer et Race alors que les chiffres suivants le RH sont issus de la nomenclature de Rosenfield.*

#### a) *RHD*

- Le plus important est **l'antigène D** : le **groupe Rhésus (+/-) d'un individu est déterminé selon la présence de l'antigène D, ou non, à la surface de ses hématies.**
- Il existe 2 allèles : le **D** (dominant) et le **d** (récessif). Il existe alors **3** possibilités de combinaisons alléliques (**génotypes**) qui permettront l'expression in fine de **2** groupes rhésus (**phénotypes**).

| Combinaison allélique | Zygotie | Groupe rhésus résultant | Fréquence en population française |
|---|---|---|---|
| DD | Homozygote | + | 85 % |
| Dd | Hétérozygote | + | |
| dd | Homozygote | - | 15 % |

À l'inverse des groupes sanguins ABO, il **n'existe pas d'anticorps réguliers anti D**. L'antigène D est cependant très **immunogène** et c'est ainsi qu'il peut y avoir une production d'anticorps lors d'une immunisation post partum, après une fausse couche, après une IVG ou post transfusionnelle : ces anticorps appelés **irréguliers**, sont des **IgG** (*passent la barrière foetoplacentaire*), sont **fortement hémolysants** et donc très **dangereux**.

➔ Ils sont à la base de la recherche des agglutinines irrégulières (RAI) en amont d'une transfusion suite à une immunisation secondaire à une incompatibilité fœto-maternelle (rhésus-/+)

*NB : il existe une activité D faible, mais ces personnes seront considérées comme rhésus +*

| Groupe | A+ | A- | B+ | B- | AB+ | AB- | O+ | O- |
|---|---|---|---|---|---|---|---|---|
| Fréquence | 37 % | 7 % | 9 % | 1 % | 3 % | 1 % | 36 % | 6 % |

*Estimation de la répartition des groupes sanguins + rhésus en France selon l'Etablissement Français du Sang*

#### b) *RHCE*

- Il y a donc **4 antigènes possibles : C, c, E et e** (= antithétiques)
- Ils seront toujours présents, peu importe le Rhésus + ou - : soit C ou c, soit E ou e ou bien les deux : ils peuvent être **codominants** (C+ c+ et E+ e+)

Voici 95 % des phénotypes les plus rencontrés en population française :

| Phénotypes | | Fréquence |
|---|---|---|
| D+, C+, c+, E+, e+, | RH 1, 2, 4, 3, 5 | 13 % |
| D+, C-, c+, E+, e+, | RH 1, -2, 4, 3, 5 | 12 % |
| D+, C+, c+, E-, e+, | RH 1, 2, 4, -3, 5 | 35 % |
| D+, C+, c-, E-, e+ | RH 1, 2, -4, -3, 5 | 20 % |
| D-, C-, c+, E-, e+ | RH -1, -2, 4, -3, 5 | 15 % |

### 2) Système Kell

Il s'agit d'un autre système de groupe sanguin tout aussi important à prendre en compte pour les transfusions car l'antigène K est tout aussi **immunogène** que l'antigène D. Sa détermination est d'ailleurs faite systématiquement avec celle Rhésus.

- Le **groupe Kell (+/-) d'un individu est déterminé selon la présence de l'antigène K, ou non, à la surface de ses hématies.**
- Ce système Kell est **spécifique des hématies**
- Il existe plusieurs antigènes dans le système Kell dont 2 majeurs : le **K** (KEL 1 – dominant) et le **k** (KEL 2 - récessif).
- Antigènes présents très tôt dans les premières semaines de vie
- Gènes situés sur le **chromosome 7**

| Génotype | Phénotype | | Zygotie | Groupe Kell résultant | Fréquence en population française |
|---|---|---|---|---|---|
| KK | K+ k- | Kell (1 ; -2) | Homozygote | + | 9 % |
| Kk | K+ k+ | Kell (1 ; 2) | Hétérozygote | + | |
| kk | K- k+ | Kell (-1 ; 2) | Homozygote | - | 91 % |

Comme l'antigène D, il **n'existe pas d'anticorps réguliers anti K**.

L'antigène K est cependant très **immunogène** et c'est ainsi qu'il peut y avoir une production d'anticorps (majoritairement des anticorps anti Kell 1) lors d'une immunisation post partum, après une fausse couche, après une IVG ou post transfusionnelle : ces anticorps appelés **irréguliers**, sont des **IgG** (*passent la barrière foetoplacentaire*), sont **fortement hémolysants** et donc très **dangereux**.

*NB : il existe une multitude d'autres groupes sanguins tels que le Duffy, Lewis, MNS, Kidd… mais leurs antigènes sont moins immunogènes que les antigènes D et K, c'est pourquoi ils ne sont pas systématiquement recherchés en pratique. Lorsqu'ils le sont, on parle de « phénotypage étendu ».*

## III. Méthodes de détermination et intérêts

### 1) Généralités

La détermination du groupe sanguin ABO est **toujours réalisée par 2 méthodes** :

- **Epreuve de Beth-Vincent**, aussi appelée épreuve **globulaire** : permet la détermination des **antigènes** présents à la surface des hématies.
- **Epreuve de Simonin-Michon**, aussi appelée épreuve **sérique** : permet la détermination des **anticorps** naturels présents dans le sérum.

  → ***Ces deux épreuves sont complémentaires et indissociables***

<u>Depuis 2018 :</u>

- L'article 4 de l'arrêté du 15 mai 2018 du Ministère des Solidarités et de la Santé indique que : « la détermination du phénotypage érythrocytaire est effectuée sur la base d'une seule réalisation sur **un seul échantillon sanguin** ».
- S'il y a une nécessité d'un second prélèvement (par exemple en cas de transfusion avérée), ce second prélèvement sera réalisé par un autre professionnel que le premier.
- Cet arrêté renforce également l'intérêt de vérifier et confirmer l'identité de la personne en amont du prélèvement mais également au moment de celui-ci.

### 2) Hémmagglutination

- **Agglutination** : réaction observée lorsqu'un antigène et son anticorps spécifique forment un complexe immun et que ces complexes immuns s'agrègent entre eux = formation d'amas visibles à l'œil nu.
- **Hémmagglutination** : les hématies s'agglutinent entre elles suite à la formation de complexes immuns.
- Rien n'est visible s'il n'y a pas d'agglutination.

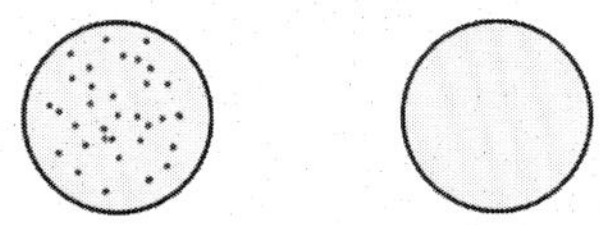

*Réaction d'agglutination* — *Pas d'agglutination*

### 3) Epreuve de Beth-Vincent = globulaire

Mise en contact des **hématies du patient** avec des sérums contenant des anticorps anti A, anti B et anti AB

➔ Si agglutination : présence de l'antigène en question à la surface des hématies du patient

### 4) Epreuve de Simonin-Michon = sérique

Mise en contact du **sérum du patient** contenant ses anticorps avec des hématies tests : A, B et O.

➔ Si agglutination : présence d'anticorps sériques face aux hématies concernées

*NB : pour chaque test, il y a toujours une comparaison avec des échantillons contrôles*

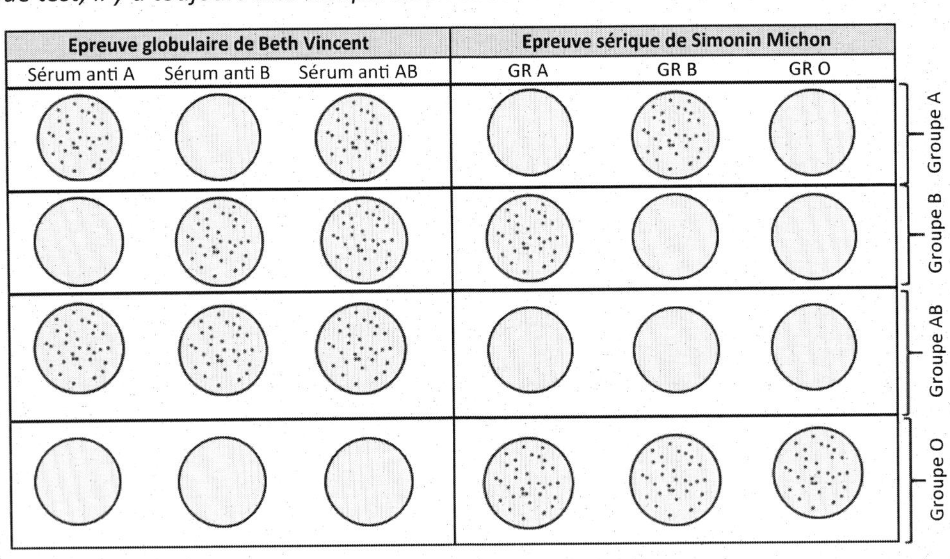


### 5) Rhésus et Kell

<u>La recherche de ces systèmes se fait par la mise en évidence :</u>

- Des antigènes D, E, C, c, e à la surface des hématies du patient par l'utilisation de sérums contenants des anticorps anti D, anti E, anti C, anti c et anti e.
- De l'antigène K à la surface des hématies du patient par l'utilisation d'un sérum contenant des anticorps anti K.

### 6) Recherche d'agglutinines irrégulières = RAI

Recherche **d'anticorps anti érythrocytaires** (anticorps irréguliers produits à la suite d'une allo-immunisation) qui se déroule en 2 étapes :

- Dépistage : le sérum du patient est mis en présence de différentes hématies de phénotypes connus (= hématies tests). L'étape d'après consiste en l'ajout d'anticorps anti-globulines (*test de Coombs indirect*) pour permettre la révélation s'il y a présence d'anticorps irréguliers.
  → *Utilisation de 2 échantillons contrôles : l'un avec un anticorps fréquent et l'autre avec un anticorps plus rare, pour veiller à la qualité des hématies tests.*
- Identification : est obligatoire si le dépistage est positif, pour déterminer la spécificité des anticorps détectés. Cette indentification se fait au laboratoire, et permettra ainsi de savoir quelles hématies pourront être transfusées au patient. Il y aura un titrage et un dosage par la suite.
  → *Utilisation d'un échantillon contrôle contenant des anticorps de spécificités connues.*

*NB : la durée de validité des RAI est de 3 jours (72h) en pratique, elle peut être poussée à 21 jours si le résultat est négatif, par mention du prescripteur dans certains protocoles.*

### 7) Intérêts : Transfusions

#### a) *Don du sang*

Règles de transfusion :

- Ne transfuser qu'un Rh+ avec du Rh+
- Les Rh- peuvent donner aux Rh- et parfois aux Rh+
  → **Les O- sont donc les donneurs universels de sang**
  → **Les AB+ les receveurs universels de sang**

**Vérification ultime :**

- Réalisation **au lit du patient**, juste avant la transfusion, sur une carte cartonnée
- Vérification de **l'identité** du patient
- Vérification de la **compatibilité ABO** entre la poche de sang et le sang du patient
- **Obligatoire** : considéré comme faute professionnelle si cela n'est pas réalisé
- Nécessité d'une **traçabilité** de l'acte (hémovigilance)

#### b) *Don de plasma*

Il faut penser ici que dans le sérum circule les anticorps de l'antigène absent à la surface des hématies : rappel :

- Personne du groupe sanguin A : anticorps anti B
- Personne du groupe sanguin B : anticorps anti A
- Personne du groupe sanguin AB : pas d'anticorps
- Personne du groupe sanguin O : anticorps anti A et anti B
  → **Les AB sont donc les donneurs universels de plasma**
  → **Les O les receveurs universels de plasma**

Il n'est pas nécessaire d'avoir une compatibilité Rhésus.

## IV. Anémie hémolytique du nouveau-né

### 1) Introduction

L'anémie hémolytique du nouveau-né est une **anémie hémolytique allo-immune**, conséquence de la lyse des hématies fœtales par des anticorps de la mère.

Ceci résulte d'une **incompatibilité fœto-maternelle des groupes sanguins**. Elle est majoritairement liée à **l'incompatibilité Rhésus** : due à une immunisation secondaire chez une **femme Rhésus – lorsqu'elle attend un enfant Rhésus +.**

En France, il s'agit de 4 cas pour 1 000 naissances.
Ces allo-anticorps produits sont de type **IgG** : c'est là tout le **danger** : ils passent la **barrière foetoplacentaire** et peuvent aller attaquer les hématies fœtales.

*NB : majoritairement due à une immunisation contre l'antigène D (Rhésus) mais il se peut que ce soit contre d'autres systèmes sanguins tels que le Kell, Kidd, Duffy, le MNS...*

### 2) Mécanisme physiopathologique

| | Père Rhésus + (Génotype DD) | |
|---|---|---|
| Mère Rhésus - (Génotype dd) | Dd | Dd |
| | Dd | Dd |
| *Les enfants seront tous Rhésus +* | | |

| | Père Rhésus + (Génotype Dd) | |
|---|---|---|
| Mère Rhésus - (Génotype dd) | Dd | Dd |
| | dd | dd |
| *Les enfants auront 1 chance sur 2 d'être Rhésus +* | | |

Première grossesse :

- Au décours de la grossesse, il peut y avoir des **hémorragies fœto-maternelles** qui laissent passer dans la circulation maternelle, des hématies fœtales comportant l'antigène D à leur surface.
- La plupart de ces hémorragies se déroulent en fin de grossesse et surtout à l'accouchement.
- Rappelons que l'antigène D est très **immunogène** et que même s'il s'agit d'un petit volume, ce sera suffisant à l'immunisation contre celui-ci : il y aura une production maternelle **d'anticorps anti-D** (= **anti Rhésus**)

Seconde grossesse :

- Réactivation de l'immunité maternelle : production **IgG anti-D** qui passeront la barrière fœto-placentaire.
- Ces anticorps iront lyser les hématies fœtales → hémolyse

Autres cas, susceptibles d'induire une immunisation :

- Fausse couche
- Interruption volontaire ou médicale de grossesse (IVG, IMG)
- Plus rarement : amniocentèse, prélèvement des villosités choriales, décollement du placenta

### 3) Symptômes

Les conséquences sont **proportionnelles à la sévérité de l'anémie**. L'hémolyse est **intra tissulaire** : les hématies seront détruites par la rate et le foie, provoquant :

Chez le fœtus :

- L'hémolyse débute entre 3-4 mois
- Hépato-splénomégalie
- Hypertension portale
- Insuffisance cardiaque
- Anasarque : accumulation de liquide amniotique dans les cavités extra vasculaires du fœtus provoquant un œdème, un épanchement pleural, un épanchement péricardique, de l'ascite
- Peut provoquer la mort fœtale *in utero*

Chez le nouveau-né :

- Hyperbilirubinémie : défaut de destruction de la bilirubine libre car le foie est encore immature → ictère nucléaire : **bilirubine libre qui est neurotoxique** → risque **d'encéphalopathie** → fixation sur les noyaux gris centraux → syndrome extra pyramidal, retard psychomoteur, surdité, décès.

### 4) Diagnostic

Fœtus :

- **Détermination du Rhésus** à partir de la 12 SA par génotypage de l'ADN fœtal circulant dans le sang maternel (attention ce ne sont pas des cellules fœtales, mais juste des fragments d'ADN) à la recherche de l'antigène D.
- **Test de Coombs direct** : recherche d'anticorps maternels sur les hématies fœtales.
- **Test d'élution** : après un Coombs direct, détache les anticorps fixés sur les hématies pour déterminer leurs spécificités.
- **Vélocimétrie Doppler** : Flux sanguin déterminé dans l'artère cérébrale moyenne fœtale : reflet de l'anémie.

Mère :

- Détermination obligatoire du **groupe sanguin ABO, Rhésus et Kell** à la première consultation.
- **RAI** lors du premier trimestre : si le Rhésus est négatif ou s'il existe un passé transfusionnel : si le dépistage est positif, identification obligatoire des anticorps incriminés.
- **Titrage régulier des RAI** : toutes les 2 à 4 semaines (titre élevé = risque élevé)
- Surveillance régulière par **échographie**.

*NB : on détermine le groupe ABO et Rhésus du père : s'il est rhésus – ou ne possède pas l'antigène correspondant aux anticorps découverts chez la mère : les tests peuvent s'arrêter là.*

Nouveau-né :

- **Diagnostic hématologique** : hémogramme : caractérisation de l'anémie avec NFS, réticulocytes et frottis
- **Diagnostic biochimique** : bilan hémolyse : dosage bilirubine
- **Test de Coombs direct**

### 5) Traitements

Chez le fœtus :

- Correction de l'anémie par **transfusion à travers le cordon** (taux d'hémoglobine peut être donné par ponction directe de sang fœtal)
- Accouchement prématuré possible à partir de 34SA

Chez le nouveau-né

- Correction de l'anémie par transfusions
- Supplémentation en folates
- **Photothérapie** : traitement de **première intention** de l'hyperbilirubinémie : la lumière bleue permet de convertir la bilirubine libre par des molécules **hydrosolubles** et permet ainsi son élimination rénale.
- **Exsanguinotransfusion** : secondairement lorsque la photothérapie n'est pas suffisante ou lorsque l'hyperbilirubinémie est sévère d'emblée. Elle permet également l'élimination des anticorps anti-D et des hématies fœtales comportant ces anticorps à leur surface.

### 6) Préventions

#### a) *Test de Kleihauer (ou Kleihauer-Betke)*

- Permet de mettre en évidence la présence **d'hématies fœtales parmi les hématies maternelles.**
- Reflet des hémorragies fœto-maternelles.
- Sur **frottis sanguin**, les hématies fœtales contenant l'hémoglobine F résistent à une solution acide alors que les hématies maternelles/adultes contenant l'hémoglobine A sont beaucoup moins résistantes et vont se lyser.
- On va colorer le frottis et seules les hématies fœtales seront colorées car les hématies maternelles seront réduites à une membrane vide.
- Le taux d'hématies fœtales est donné pour 10 000 hématies maternelles/adultes (1 HbF / 10 000 HbA)
- Ce taux fournit une estimation de la quantité de sang fœtal présent dans la circulation maternelle et permet notamment d'adapter la quantité d'immunoglobuline anti D à injecter en post-partum.

#### b) *Immunoglobulines polyvalentes anti-D : RHOPHYLAC ®*

En **prévention de l'allo-immunisation fœto-maternelle** dans diverses situations :

- Grossesse, post partum
- IVG, IMG, fausses couches
- Manœuvres obstétricales, amniocentèse, prélèvement des villosités choriales, décollement du placenta…
- Erreur de transfusion

ROPHYLAC ® : 200 µg/2mL ou 300 µg/2mL :

- Voie **IV** privilégiée, IM possible
- **Prophylaxie lors de la grossesse** : possible au 1er et 2ème trimestre et une injection systématique de 300 µg à 28 SA (jusque 32 SA), si elle n'est pas réalisée à ce moment, elle peut l'être après 32 SA à la dose de 200 µg.
- **Prophylaxie post partum** : à injecter dans les **72h** suivant l'accouchement (injection peut être poussée jusqu'à 30 jours après mais les bénéfices ne seront pas optimaux).

*NB : injection en prophylaxie aussi après les diverses situations citées plus haut, liée au risque d'allo-immunisation.*

# Item 27

## Structure et propriétés des immunoglobulines

## I. Généralités

Les immunoglobulines (Ig), aussi appelées **gamma-globulines** ou **anticorps**, font parties d'une super-famille de glycoprotéines synthétisées par les lymphocytes B ou par les plasmocytes faisant suite à l'activation de la réponse humorale, après la reconnaissance d'antigènes du non-soi par complémentarité.

Les immunoglobulines peuvent être :

- **Membranaires** (**BCR** = *B-cell receptor*) : rôle de récepteur ancré à la surface des lymphocytes B qui permettra la reconnaissance d'un antigène et l'activation de celui-ci.
- **Solubles** : excrétées et circulant majoritairement dans le plasma mais peuvent aussi être retrouvées dans tout autre liquide biologique (liquide céphalorachidien, liquide articulaire, lait maternel...)

Il existe 5 types d'immunoglobulines : les **IgA, IgD, IgE, IgM et IgG**. Elles sont différenciées par leurs structures, leurs conférant leurs localisations et propriétés diverses.

*Normes Internat – Valeurs biologiques chez l'adulte*

| Se γ - globuline | Se IgA | Se IgM | Se IgG |
|---|---|---|---|
| 7 – 15 g/L | 0,80 – 3,60 g/L | 0,5 – 2,3 g/L | 7 – 15 g/L |

## II. Structure des immunoglobulines

### 1) Structure générale

Une immunoglobuline est composée de base par :

- **2 chaines légères** identiques (L = *light*) :
  - → qui peuvent être de deux types : kappa (κ) ou lambda (λ)
- **2 chaines lourdes** identiques (H = *heavy*) :
  - → qui peuvent être de cinq types : gamma (γ), alpha (α), mu (μ), delta (δ), epsilon (ε)
  - → ce sont ces différents types qui définissent les 5 classes d'Ig

} Reliées par des ponts disulfures

Ces chaines résultent de l'assemblage de domaines constants ou variables d'environ 110 acides aminés chacun.

- Une chaine légère possède **1 domaine variable (VL)** et **1 domaine constant (CL)**
- Une chaine lourde possède **1 domaine variable (VH)** et **3 domaines constants (CH1, CH2 et CH3)**
  - → **Exception pour les IgM et les IgE qui possèdent un CH4**

L'association d'une chaine légère et d'une chaine lourde forme le bras de l'Ig : sur celui-ci l'association des domaines VH et VL forme le **paratope** qui est le site de fixation de l'antigène et de sa reconnaissance, via **l'épitope** de l'antigène.

Les études des domaines variables et de leurs compositions en acides aminés ont mis en évidence des **zones hypervariables** qui sont à l'origine de la grande diversité des anticorps. Elles sont également appelées **CDR** (= *complementarity determining regions) :* régions déterminant la complémentarité, elles correspondent à la majeure partie du paratope, qui viendront fixer l'épitope de l'antigène. Ces CDR font des boucles et sont situées entre 4 régions stables appelées **FR** (= *Framework*).

### 2) Fragmentation

Dans les années 1960, des études portées sur la digestion d'IgG de lapin par des enzymes protéolytiques ont permis la compréhension de la structure générale de la molécule et de ses différents rôles par la détermination de fragments. C'est au niveau des régions **charnières** (*Hinge*) que la molécule est la plus sensible à l'hydrolyse, régions qui assurent normalement la flexibilité de la molécule.

A l'aide de la papaïne on détermine :

- **Fragment Fab** : *fragment antigen binding* : qui correspond au bras de l'Ig, il contient le **paratope** et permet la fixation de l'antigène par **complémentarité de structure**, cette complémentarité est corrélée à l'affinité de l'anticorps pour l'antigène.
- **Fragment Fc** : *fragment crystallisable* : tire son nom de sa capacité à se cristalliser facilement, il correspond aux fragments $CH_2$ et $CH_3$ des chaines lourdes. C'est lui qui porte les fonctions effectrices comme : l'activation de la voie classique du complément (via c1q), l'interaction avec de nombreuses molécules (macrophages, mastocytes, lymphocytes, neutrophiles, plaquettes...), passage transplacentaire des IgG par interaction avec des récepteurs présents à la surface des trophoblastes.

A l'aide de la pepsine on détermine :

- **Fragment F(ab')2** : la coupure n'est pas totale et les deux fragments Fab restent liés entre eux par des ponts disulfures. Il permet aussi de fixer l'antigène mais avec une plus grande affinité.

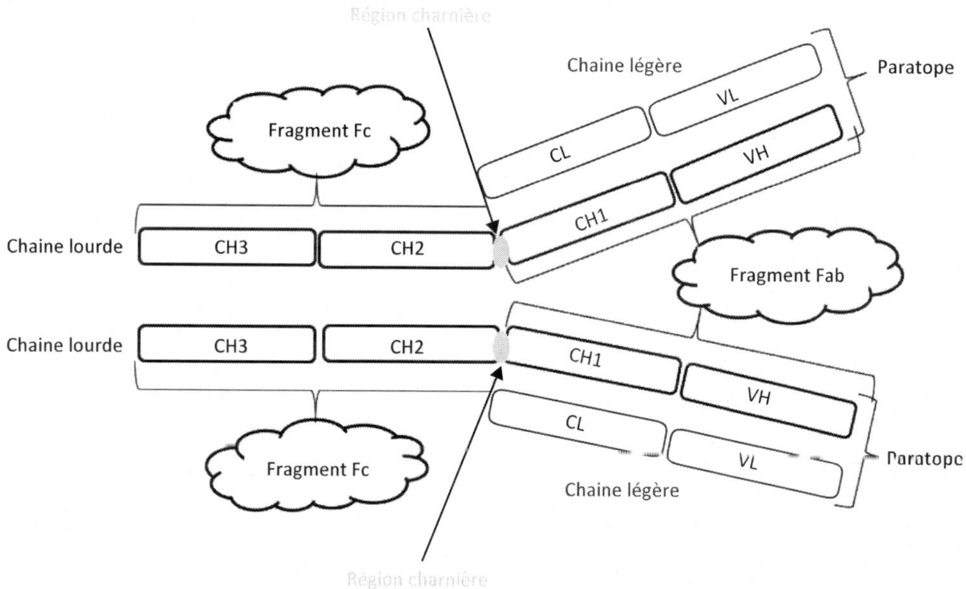


### 3) Diversité

| | | |
|---|---|---|
| **Isotypie** | Portée par le domaine constant, détermine la classe de l'immunoglobuline au sein d'une même espèce | IgA, IgD, IgE, IgM et IgG |
| **Allotypie** | Portée par le domaine constant, détermine les différences inter-individuelles au sein d'une même espèce | IgG1, IgG2, IgG3, IgG4 |
| **Idiotypie** | Portée par le domaine variable, différencie chaque Ig entre elles mais elles seront identiques pour un même clone de LcB | |

## III. Les différentes classes d'Ig et leurs propriétés

| Ig | IgA | IgD | IgE | IgM | IgG |
|---|---|---|---|---|---|
| **Forme** | Monomère dans le sérum<br>Dimère dans les sécrétions (reliées par une protéine J) | Monomère | Monomère | Pentamère +++ reliées par une protéine J<br>Monomère | Monomère |
| **Illustration** | 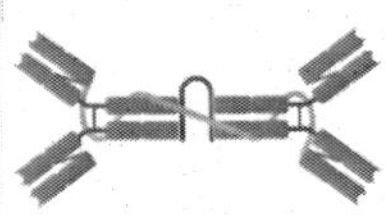 | 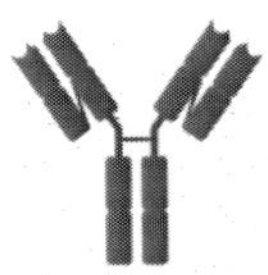 | 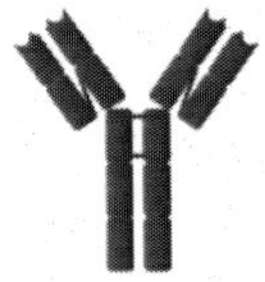 | 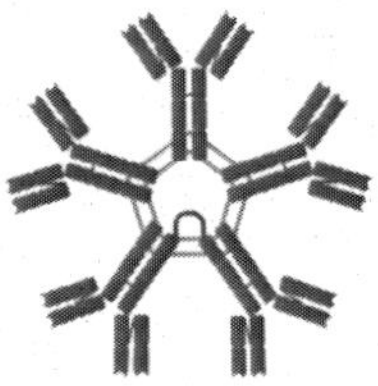 | 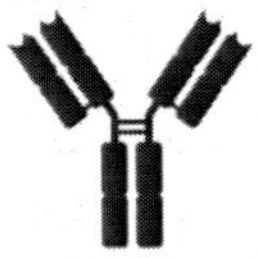 |
| **Chaine lourde** | α | δ | ε | μ | γ |
| **Chaine légère** | κ ou λ | κ ou λ | κ ou λ | κ ou λ | κ ou λ |
| **Sous classe** | IgA1, IgA2 | Non | Non | Non | IgG1, IgG2, IgG3, IgG4 |
| **Propriétés** | Immunité locale<br>Défense des muqueuses | Récepteur à la surface des LB | Réactions allergiques<br>Atopie<br>Infections parasitaires | Premiers anticorps<br>Lyse micro-organismes<br>Récepteur à la surface des LB (monomère) | Opsonisation<br>Phagocytose<br>Cytotoxicité dépendante des Ac (ADCC)<br>Anti-infectieuse |
| **Affinité** | Forte | | Forte | Faible | Forte |
| **Demie vie** | 6 jours | 3 jours | 3 jours | 5 jours | 21 jours<br>7 jours pour IgG3 |
| **Abondance dans sérum** | $2^{ème}$ | $4^{ème}$ | $5^{ème}$ | $3^{ème}$ | $1^{er}$ |
| **Anti bactérien** | Oui | Non | Non | Oui | Oui |
| **Anti viral** | Oui | Non | Non | Oui | Oui |
| **Traversée placentaire** | Non | Non | Non | Non | Oui |
| **Fixation au complément** | Non | Non | Non | Oui | Oui sauf IgG4 |

### 1) Hypermutation somatique

Résulte de mutations ponctuelles au niveau des régions **variables** qui vont favoriser l'augmentation de l'affinité des anticorps envers leurs antigènes grâce à une coopération cellulaire LT et LB.

### 2) Commutation isotypique (ou switch)

On parle de maturation de la réponse humorale.

Les IgM sont les premières immunoglobulines sécrétées par les lymphocytes B. Après plusieurs jours, des réarrangements de l'ADN au sein des domaines **constants** conduiront à la modification de la classe de l'immunoglobuline en IgG, IgA ou IgE. Ces réarrangements sont possibles grâce à des régions S (*Switch*) présentes en amonts des gênes codants pour la région constantes.

### 3) Test d'avidité

L'avidité des IgG est la **force de liaison** avec laquelle l'IgG se lie à son antigène correspondant. Ce test d'avidité est utilisé en routine pour permettre de dater une infection, notamment lorsque l'on cherche une séroconversion chez la femme enceinte de la toxoplasmose, de la rubéole ou encore du cytomégalovirus.
Si l'avidité correspond à la force de liaison entre antigène et anticorps, sa mesure repose sur la facilité de dissociation entre les deux à l'aide d'un agent dissociant, le plus souvent **l'urée**.
Par 2 méthodes ELISA :

- Un premier ELISA avec le plasma du patient et de l'urée
- Un deuxième ELISA avec le plasma du patient seulement

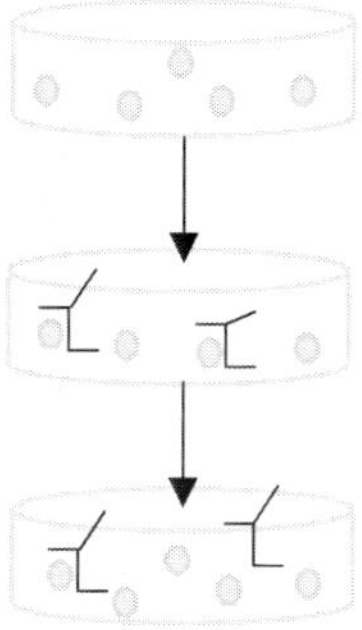

*Ajout d'antigènes de microorganismes au fond du puit*

*Ajout du sérum du patient*

*Lavage à l'urée : décroche tous les anticorps ayant une faible liaison à l'antigène*

*Puis révélation à l'aide d'anticorps anti-IgG. Permet de connaitre les forces de liaison des anticorps correspondants et conduira ainsi à dater l'infection.*

**Ratio IgG avec urée/IgG sans urée : chaque seuil est défini par le laboratoire pratiquant le test, en fonction de la méthode utilisée.**

➔ **Avidité forte : infection ancienne** : liaison plus forte entre l'Ag et l'Ac
➔ **Avidité faible : infection récente** : liaison faible entre l'Ag et l'Ac

# Item 28

## Immunité innée et inflammation

# I. Immunité Innée

## 1) Introduction

Nous sommes protégés des infections par différentes barrières :

- **Barrière physique** : peau (épithélium kératinisé), muqueuse (épithélium du tractus digestif, pulmonaire, …) mucus (bronchique, intestinal, …), cils (bronchiques, oculaires), péristaltisme intestinal, la coagulation.
- **Barrière microbiologique** : notre flore commensale nous protège des possibles infections
- **Barrière chimique :** pH (pouvoir microbicide), sécrétions de peptides antimicrobiens (défensines, lactoferrines, lysozymes, …), température
- **Barrière immunologique** : immunité innée et adaptative

**L'immunité innée** est la première ligne de défense. Elle permet une **élimination du pathogène** (Phagocytose, …) et une **activation du système adaptatif**. Elle a 3 caractéristiques :

- Elle est **immédiate** et **naturelle** : efficace dès la naissance, avec une efficacité maximale 4 jours après l'infection.
- Elle fait intervenir des **mécanismes non spécifiques** : récepteurs peu polymorphiques (les **PRR** : Pattern Recognition Receptor = Récepteur de reconnaissance de motifs moléculaires qui se situe sur les cellules de l'immunité innée), l'efficacité reste identique malgré plusieurs rencontres avec le même antigène (Ag). Elle ne possède **pas de mémoire**.
- Elle reconnait **spécifiquement des antigènes** communs à un grand nombre de pathogènes = **PAMP** (Pathogen Associated Molecular Pattern = Motif moléculaire associé aux pathogènes)

## 2) Composante cellulaire de l'immunité innée

Les leucocytes sont divisés en deux catégories distinctes et une catégorie intermédiaire :

- Leucocytes de l'immunité adaptative
- Leucocytes intermédiaires : cellules avec un récepteur aux lymphocytes T
- Leucocytes de l'immunité innée

| Cellule de l'immunité innée | | | Rôles | Localisation |
|---|---|---|---|---|
| **Système phagocytaire mononucléées** | **Monocytes** | | – Phagocytose<br>– Sécrétion de cytokines<br>– Sécrétion de Facteur tissulaire (coagulation) | – 5 % des leucocytes sanguins |
| | **Macrophage** | Histiocytes | – Phagocytose<br>– Présentation de l'Ag<br>– Sécrétion de cytokines et facteurs de croissances | – Tissus conjonctif |
| | | Cellule de Kupffer | | – Foie |
| | | Macrophage médullaire | | – Moelle osseuse |
| | | Microgliocyte | | – Cerveau |
| | | Ostéoclaste | | – Os |
| | | Macrophage alvéolaire | | – Alvéole pulmonaire |
| | | Cellule mésangiale intraglomérulaire | | – Rein |
| | | Macrophage des séreuses | | – Séreuses (Péritoine, Plèvre) |
| | | Lysomac | | – Plaque de Peyer, Intestin |
| | **Cellule dendritique** | | – Présentation de l'Ag par un CMH de type II<br>– Phagocytose | – Ubiquitaire |

| | | | |
|---|---|---|---|
| **Granulocytes** | Polynucléaire neutrophile | – Adhésion à l'endothélium, diapédèse et migration tissulaire<br>– Endocytose, pinocytose et phagocytose<br>– Système antimicrobiens (oxydation)<br>– Sécrétion (activation du complément, granulation oxydative, ...) | – Sang et tissus |
| | Polynucléaire éosinophile | – Libération des molécules de l'inflammation | – Tissus conjonctif et muqueuse<br>– Sang |
| | Polynucléaire basophile | – Libération des molécules de l'inflammation | – Tissus conjonctif et muqueuse<br>– Sang |
| **Cellules NK (Natural Killer)** | | – Lyse des cellules tumorales, cellules infectées par un virus<br>– Activation des macrophages | – Sang |
| **Lymphocytes T γδ** | | – Lien entre l'immunité innée et adaptative<br>– Reconnaissent les PAMP | – Tissus en contact avec le milieu extérieur |
| **Mastocytes** | | – Libération des molécules de l'inflammation | – Tissus conjonctif et muqueuse |

### 3) Composante moléculaire de l'immunité innée

#### a) *Les PAMPs*

Les **PAMPs** sont des antigènes, des **motifs moléculaires invariants** présents sur les pathogènes (seulement produits par les micro-organismes et essentiels pour leur survie). Ils peuvent être :

- Des **composants de la paroi bactérienne** : **peptidoglycane** sur les GRAM + (glycoprotéine), **lipopolysaccharide** uniquement sur les GRAM - (LPS)
- Des **composants des flagelles** : **flagelline** (nature protéique)
- Des **composants de champignon** : **mannane** (polymère de mannose : nature osidique), **β-D-glucane** (paroi fongique)
- Des **composants nucléaires viraux et bactériens** : **acides nucléiques**

Le système immunitaire reconnait les **PAMPs** via des récepteurs **PRR**. Ils permettent donc de faire la différence entre le « soi » et le « non soi ». C'est le premier degré de **spécificité** de cette immunité.

#### b) *Les PRR*

Ces récepteurs sont **cytosoliques** ou **exprimés à la surface** de certaines membranes.
Ils permettent :

- **L'activation des cellules de l'immunité innée** : monocytes, macrophages, cellules dendritiques, polynucléaires. Ils produisent des médiateurs bactéricides et des cytokines pro-inflammatoires. Ils permettent l'endocytose.
- **L'initiation des cellules de l'immunité adaptative** : il faut une costimulation pour avoir une activation (PRR-PAMP + un autre signal).
- **Le contrôle de la réponse immunitaire sur le « soi » modifié** : cellule apoptotique, LDL oxydé ...

Il existe différents récepteurs PRR :

- Les récepteurs de type Lectine de type C (CLR)
- Les recepteurs scavengers (SR)
- Les récepteurs de type Toll (TLR)
- Les récepteurs de type NOD (NLR)
- Les récepteurs de type RIG (RLR)

#### i) Les récepteurs de type Lectine de type C (CLR = C-type lectin receptor)

C'est une **grande famille de protéines** qui reconnait des carbohydrates grâce au domaine de reconnaissance des carbohydrates (CRD). Ils sont dépendants du calcium.
Ils favorisent la **phagocytose** et la **présentation d'antigène** en régulant la **signalisation**, la **migration cellulaire** et **l'adhésion cellulaire**.

| Récepteur de type Lectine de type C | Rôle | Localisation | Cellule | PAMP |
|---|---|---|---|---|
| **Récepteur au Mannose** (CD206) | Rôle dans l'endocytose | Membrane plasmique | – Macrophage<br>– Monocyte<br>– Cellule dendritique | – Mannane<br>– Fucose<br>– Glucides sulfatés |
| **DC-SIGN** (Dendritic Cell-Specific ICAM-Grabbing Non-integrin) (CD209) | Rôle dans l'endocytose, la signalisation et l'adhésion cellulaire | Membrane plasmique | – Macrophage<br>– Cellule dendritique | – Mannane<br>– Gp 120 (VIH)<br>– Lipoarabino--mannane (Tuberculose)<br>– Fucose<br>– ICAM 2 et 3 |
| **Dectine 1** (Dendritic Cell associated C type lectin 1) | Rôle dans l'endocytose | Membrane plasmique | – Macrophages<br>– Cellule dendritique | – β-D glucane |
| **MINCLE** (Macrophage-Inductible C-type lectin) | Rôle dans la signalisation | Membrane plasmique | – Macrophage | – Mannose<br>– Composant de Cellule nécrotique |

#### ii) Les récepteurs scavengers (SR)

Ce sont des récepteurs à la surface des **macrophages** et des **cellules dendritiques**.
Ils sont classés en **8 classes** de A à H. Les SR de classe A comprennent 5 membres, qui reconnaissent les **LDL oxydés**, et certains **PAMPs** présents sur les **GRAM +** et les **GRAM -**.
Ils permettent la **phagocytose** qui contribue à l'élimination des cellules en apoptoses et des bactéries. Ils sont aussi impliqués dans la **formation des plaques d'athéromes**.

#### iii) Les TLRs (Toll-like receptor)

Ce récepteur a été initialement trouvé chez la drosophile (1 seul récepteur). Chez l'Homme nous en avons 10 sous classes avec un ligand différent pour chaque. Ce sont des protéines **transmembranaires** :

- 1 domaine **riche en leucine** (LRR : leucine rich region) : extracellulaire. Ce domaine reconnait les PAMPs microbiens.
- 1 domaine **riche en cystéine** : extracellulaire
- 1 domaine **transmembranaire**
- 1 domaine **proche de celui du récepteur à l'IL-1** (TIR : toll/IL-1 receptor) : intracellulaire

Ces récepteurs favorisent **la réponse inflammatoire** (rôle dans la signalisation) en sécrétant des cytokines comme le TNFα et l'IL-12. Ils ont aussi un rôle :

- Dans **l'activation des cellules présentatrices d'antigènes**
- Dans l'activation des cellules de **l'immunité innée** (Natural Killer, macrophage, polynucléaire neutrophile)
- Dans l'activation des cellules de **l'immunité adaptative** (Lymphocytes B et T)

Majoritairement, ces récepteurs sont **homodimérisés**, seul TLR-2 **s'hétérodimérise** avec TLR-1 et TLR-6 pour reconnaitre une plus grande variété de PAMPs.

| TLR | Rôle | Localisation | Cellule | PAMP |
|---|---|---|---|---|
| 1 | Rôle dans la signalisation : favorise la réponse inflammatoire | Membrane plasmique | **UBIQUITAIRE**<br>– **Système phagocytaire mononucléée** : monocyte, macrophage, cellule dendritique, lymphocyte B<br>– **Cellule non immunitaire** : adipocytes, cellule épithéliale intestinale, cellule endothéliale dermique | Lipopeptides (bactérie, mycobactérie) |
| 2 | | | | Acide lipotéichoïque (GRAM+) Lipoarabino-mannane (Tuberculose) |
| 2/1 | | | | Lipoprotéine triacylée (bactérie et mycobactérie) |
| 2/6 | | | | Lipoprotéine diacylée (bactérie) |
| 4 | | | | Lipopolysaccharide (GRAM-) |
| 5 | | | | Flagelline (Bactérie) |
| 6 | | | | Lipopeptide diacylée (mycobactérie) |
| 3 | | Endosome | | ARN double brin (virus) |
| 7 | | | | ARN simple brin (virus) |
| 8 | | | | ARN simple brin (virus) |
| 9 | | | | ADN (CpG non méthylé) (bactérie) |
| 10 | ø | | | |

Il existe 2 voies de signalisation :

- La **voie Myd88** : Le Myd88 s'associe à IRAK-4 (protéine kinase) pour s'associer au domaine intracellulaire TIR, cela aboutit à l'activation du facteur de transcription NF-kB qui induit des cytokines inflammatoires (IL-1, TNF, IL-12).
- La **voie TRIF** : TRIF (protéine adaptatrice) s'associe à TIR, cela aboutit à l'activation des facteurs de transcription IRF3 et IRF7 qui induit des interférons α et β (protection antivirale).
- TLR4 est commun aux deux voies.

Les TLRs peuvent être des cibles thérapeutiques dans l'immuno-modulation :

- **Stratégie d'inhibition** dans les pathologies avec un excès d'activation des cellules immunitaires (anticorps neutralisant dans le sepsis)
- **Stratégie d'activation** :
  - Comme adjuvant dans la vaccination : agoniste de TLR-4(HPV, HBV)
  - Comme agoniste dans le carcinome basocellulaire : agoniste de TLR-7, Imiquimod

#### iv) Les NLR (NOD-Like receptor)

Les NLR ont 3 domaines :

- **CARD** : domaine de recrutement et d'activation des caspases (protéases qui hydrolysent des liaisons peptidiques)
- **NB/NACHT** : Oligomérisation et fixation des nucléotides } Domaine commun à tous les NLR
- **LRR** (répétition riche en leucine) : reconnaissance de PAMPs }

Ce sont des récepteurs **intracellulaires** (cytosoliques) notamment **NOD1** et **NOD2** qui reconnaissent respectivement le muramyl dipeptide et le muropeptide qui sont des composés du peptidoglycane bactérien.

<u>Mode de fonctionnement</u> :

- Les NRL s'activent à la reconnaissance de PAMPs
- Ils permettent :
  - D'activer des **gènes antimicrobiens** et des **cytokines** (activation de NF-kB et de la voie des MAP kinases qui permet la transcription de cytokines)
  - D'assembler un **inflammasome** (composé de plusieurs molécules comme les NRL et d'une protéine effectrice)
- L'inflammasome permet de cliver des pro-caspases en caspases
- Ces caspases permettent d'activer des pro-interleukines en **interleukines** (exemple : la caspase 1 permet de produire de l'IL-18 et de l'IL-1β).

#### v) Les RLR (RIG-like receptor)

Ce sont des récepteurs **intracellulaires** (cytosoliques) notamment **RIG-1** (retinoic acid inducible gene 1) et **MDA5** (melanoma differenciation associated gene 5) qui reconnaissent des séquences d'ARN double brin pour aboutir à l'activation de NF-kB, et à la production d'**IFN de type 1** et de **cytokines**.
Il peut aussi être un composant de l'inflammasome.

#### vi) Récapitulatif des PRRs

| PRR | | Fonction | Localisation | Cellule | PAMP |
|---|---|---|---|---|---|
| **Récepteur de type Lectine de type C** | **Récepteur au Mannose** (CD206) | Rôle dans l'endocytose | Membrane plasmique | – Macrophage<br>– Monocyte<br>– Cellule dendritique | – Mannane<br>– Fucose<br>– Glucides sulfatés |
| | **DC-SIGN** (Dendritic Cell-Specific ICAM-Grabbing Non-integrin) (CD209) | Rôle dans l'endocytose, la signalisation et l'adhésion cellulaire | Membrane plasmique | – Macrophage<br>– Cellule dendritique | – Mannane<br>– Gp 120 (VIH)<br>– Lipoarabino-mannane (Tuberculose)<br>– Fucose<br>– ICAM 2 et 3 |
| | **Dectine 1** (Dendritic Cell associated C type lectin 1) | Rôle dans l'endocytose | Membrane plasmique | – Macrophages<br>– Cellule dendritique | – β-D glucane |
| | **MINCLE** (Macrophage-Inductible C-type lectin) | Rôle dans la signalisation | Membrane plasmique | – Macrophage | – Mannose<br>– Composant de cellule nécrotique |
| **Récepteur « scavenger »** (Récepteur d'épuration = SR) | | Rôle dans l'endocytose | Membrane plasmique | – Macrophage<br>– Cellule dendritique<br>– Cellule endothéliale | – LPS<br>– Ligands du soi modifié (LDL oxydé, cellule apoptotique par exemple) |

<table>
<tr><th colspan="2">PRR</th><th>Fonction</th><th>Localisation</th><th>Cellule</th><th>PAMP</th></tr>
<tr><td rowspan="10">Toll like receptor</td><td>1</td><td rowspan="10">Rôle dans la signalisation : favorise la réponse inflammatoire</td><td rowspan="10">Membrane plasmique<br>Endosome</td><td rowspan="10">UBIQUITAIRE<br>– Système phagocytaire mononucléé : monocyte, macrophage, cellule dendritique<br>– Cellule non immunitaire : adipocytes, cellule épithéliale intestinale, cellule endothéliale dermique</td><td>– Lipopeptides (bactérie, mycobactérie)</td></tr>
<tr><td>2</td><td>– Acide lipotéichoïque (GRAM+)<br>– Lipoarabino-mannane (Tuberculose)</td></tr>
<tr><td>2/1</td><td>– Lipoprotéine triacylée (bactérie et mycobactérie)</td></tr>
<tr><td>2/6</td><td>– Lipoprotéine diacylée (bactérie)</td></tr>
<tr><td>4</td><td>– Lipopolysaccharide (GRAM-)</td></tr>
<tr><td>5</td><td>– Flagelline (Bactérie)</td></tr>
<tr><td>6</td><td>– Lipopeptide diacylée (mycobactérie)</td></tr>
<tr><td>3</td><td>– ARN double brin (virus)</td></tr>
<tr><td>7</td><td rowspan="2">– ARN simple brin (virus)</td></tr>
<tr><td>8</td></tr>
<tr><td colspan="2">RIG like receptor</td><td>Récepteur de signalisation</td><td>Cytosol</td><td>– Cellule infectée</td><td>– ARN viral</td></tr>
<tr><td colspan="2">NOD like receptor</td><td>Récepteur de signalisation</td><td>Cytosol</td><td>– Cellule infectée</td><td>– Peptidoglycane</td></tr>
</table>

### 4) Composante soluble de l'immunité innée

L'**immunité humorale** est composée de **molécules solubles hétérogènes**. Ces molécules permettent :
- L'élimination des cellules apoptotiques
- L'opsonisation des pathogènes
- L'activation du complément

**L'opsonisation** est un procédé au cours duquel ces molécules solubles (aussi appelées **opsonines**) se fixent sur des pathogènes ou des complexes immuns pour induire la phagocytose.
Parmi les opsonines, on compte :
- Les **collectines**
- Les **ficolines**
- Les **pentraxamines**
- Certaines protéines du complément : **C1q** et **C3b**

– Des **anticorps du système immunitaire adaptatif**

### a) *Les collectines et les ficolines*

Les **collectines** appartiennent à la famille des **récepteurs de type Lectine de type C**. Elles sont **multimériques** dont l'unité de base est un **trimère** (en bouquet de fleur).

Il est composé de <u>4 unités</u> :

– Un **domaine globulaire de la famille des lectines de type C** : chaque domaine permet la reconnaissance d'un sucre (PAMP), calcium dépendant.
– Un **cou** flexible
– Une **queue de collagène** qui permet de former le multimère
– Une **région riche en cystéine** impliquée dans la multimérisation

Parmi les collectines, on compte :

– Le « **Mannose Binding Lectin** » (MBL) (synthétisé par le foie et l'intestin)
– Les **protéines associées au surfactant** (SP-A, SP-D) (principalement synthétisées par l'épithélium pulmonaire)

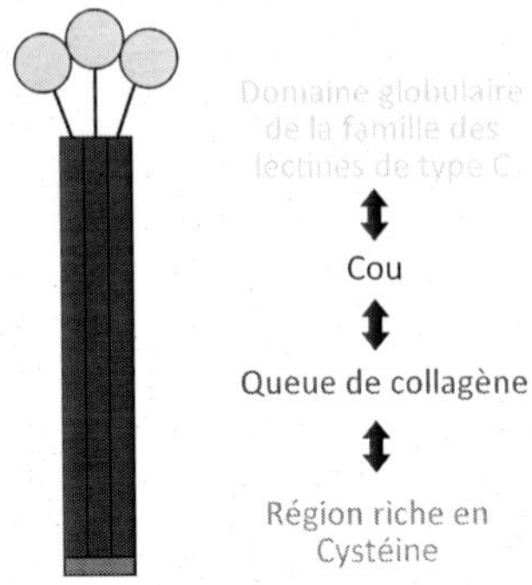


**Trimère d'une Collectine**

Il existe 3 types de **Ficoline** : L, H et M. Elles ont la même structure que les collectines mais leur **domaine de reconnaissance est de type fibrinogène** (il n'est pas calcium dépendant). Elles sont capables d'activer la cascade du complément.

### b) *Les pentraxines*

C'est une famille de **protéines pentamériques solubles** divisées en 2 catégories en fonction de leur longueur :

– <u>Pentraxine courte</u> :
  • **CRP** (C-Réactive Protéin). On l'appelle CRP car elle se fixe à la fraction C de la capsule du pneumocoque.
  • **SAP** (Sérum Amyloid P)
– <u>Pentraxine longue</u> : **Pentraxine 3** (PTX3)

La CRP et la SAP sont des **protéines de la phase aiguë de l'inflammation** (utilisées comme marqueurs). Elles sont capables d'activer la cascade du complément.

| | | **CRP** | **SAP** | **PTX3** |
|---|---|---|---|---|
| **Synthèse** | | Hépatocyte | Hépatocyte | Fibroblaste, cellule endothéliale, monocyte, macrophage, cellule dendritique, ... |
| **Reconnaissance** | Phosphocholine (membrane bactérienne) | ✔ | ✘ | ✘ |
| | LPS | ✘ | ✔ | ✘ |
| | Virus | ✔ | ✔ | ✔ |
| | C1q | ✔ | ✔ | ✔ |
| | Cellules apoptotiques | ✘ | ✔ | ✔ |
| | Histones | ✘ | ✔ | ✘ |

### c) *Le complément*

Il est composé d'une **trentaine de protéines solubles** et **membranaires**. C'est une **cascade protéolytique**. C'est-à-dire que les protéines sont des **zymogènes**, qui une fois coupées, deviennent des **protéases à sérine**.

Ces protéines plasmatiques et thermolabiles sont synthétisées par le **foie**.
Le complément a 4 fonctions :

- **Lyse des agents pathogènes** : le poly C9 provoque des lésions membranaires
- **Opsonisation / Phagocytose** : à la surface des phagocytes, il y a des récepteurs à C1q et C3b. Le C3b inactif a aussi un rôle opsonisant.
- **Amplification de la réponse inflammatoire** : les PNN ont des récepteurs C3a et C5a qui engendre une dégranulation.
- **Élimination des complexes immuns et des cellules apoptotiques** : les hématies ont un récepteur au C3b qui se fixe aux complexes Ag/Ac. Les hématies les transportent jusqu'au foie, où ces complexes seront phagocytés par les cellules de Kuppfer. Le C1q joue un rôle dans la clairance des cellules mortes.

#### i) Nomenclature

Ces protéines sont nommées selon une **nomenclature** :

- Les molécules de la voie classique sont **numérotées** : C1, C2, ...
- **C1** est une protéine **multimérique** formée de 3 sous unités : C1q, C1r et C1s.
- Les molécules de la voie alterne sont désignées par des **lettres** : facteur B, Facteur D, ...
- Une fois les protéines clivées :
  - Le petit fragment prend la lettre « **a** ». Il diffuse et il a une activité inflammatoire
  - Le grand fragment prend la lettre « **b** ». Il se lie à une autre protéine pour former un complexe enzymatique catalysant la réaction suivante. (Exception pour C2a et C2b)
  - Ces complexes enzymatiques sont surmontés d'une barre : $\overline{C3bBb}$

#### ii) Activation du complément

Il existe 3 voies :

- **La voie classique** : Elle est activée lorsque C1q se fixe au fragment Fc du complexe Ag/Ac (IgM, $IgG_1$, $IgG_2$, $IgG_3$). Elle peut aussi être activée par le LPS, des virus ou des pentraxines (CRP) fixés à un pathogène.
- **La voie des lectines** : Elle est activée lorsque la MBL ou la ficoline se fixe à des résidus mannoses présent à la surface des bactéries.
- **La voie alterne** : Elle est activée lorsqu'elle est en contact avec certains PAMPs (LPS, levures, endotoxines, etc.). Le clivage de C3 déclenche cette voie, ce clivage se fait à l'état physiologique, par la voie des lectines ou par la voie classique.

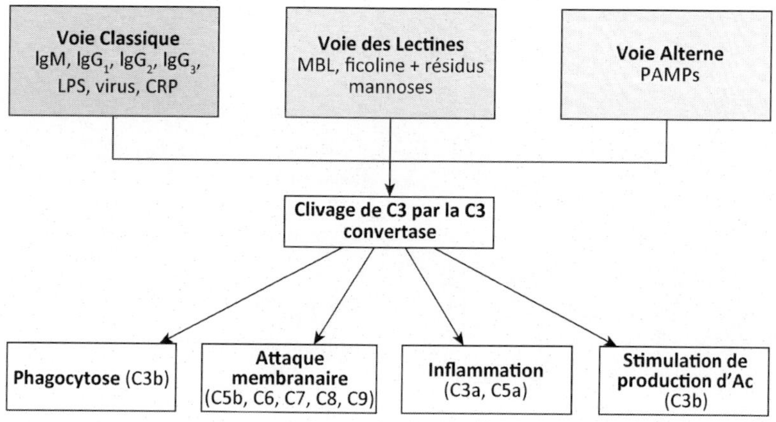

### iii) La voie classique

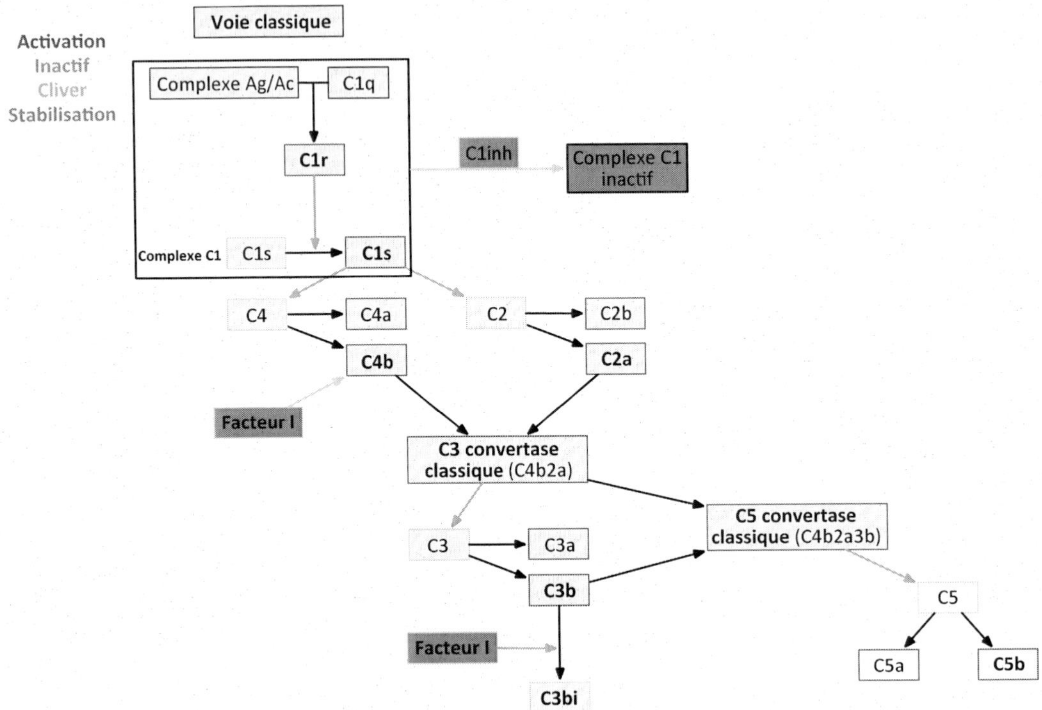


Dans la voie classique, le **complexe activateur est C1**. Il est dépendant du Calcium. Il est composé de <u>5 sous unités</u> :

- **C1q** qui est la sous unité de reconnaissance (Fixation de 2 têtes globulaires de C1q). Elle peut reconnaitre des PAMPs, la CRP liée à des Ag, ou le fragment Fc d'un complexe Ag/Ac
- **2 C1r** qui sont des sérines protéases qui vont cliver C1s pour les rendre actifs.
- **2 C1s** qui sont des zymogènes. Une fois clivé par C1r, elles deviennent des sérines protéases qui clivent C4 en C4a + C4b et C2 en C2a + C2b.

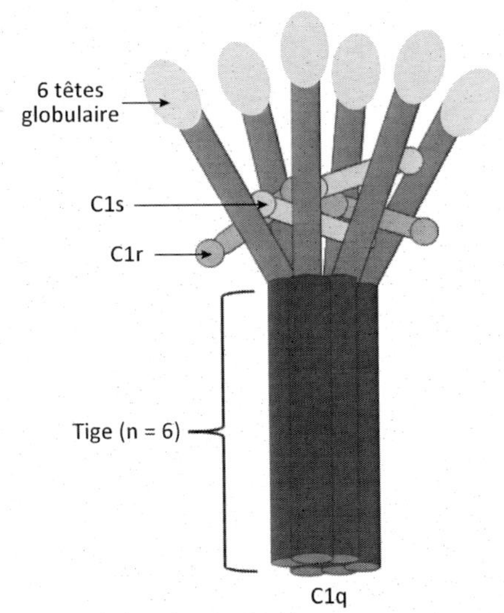


C4b et C2a, en se complexant, deviennent la **C3 convertase classique** : C4b2a.

La **C3 convertase** clive un grand nombre de C3 en C3a et C3b.

**C3a** a un rôle **chimiotactique** :

- Dégranulation des mastocytes
- Contraction des muscles lisses

C3b se complexe avec la **C3 convertase classique** pour donner la **C5 convertase classique** : C4b2a3b.

Cette **C5 convertase classique** clive C5 en C5a + C5b.

Il existe des inhibiteurs de la voie classique :

- **C1 inhibiteur** (C1inh) : il se lie au complexe et le rend inactif.
- **Facteur I** : Il clive C4b et C3b pour les rendre inactif.

**iv) La voie des lectines**

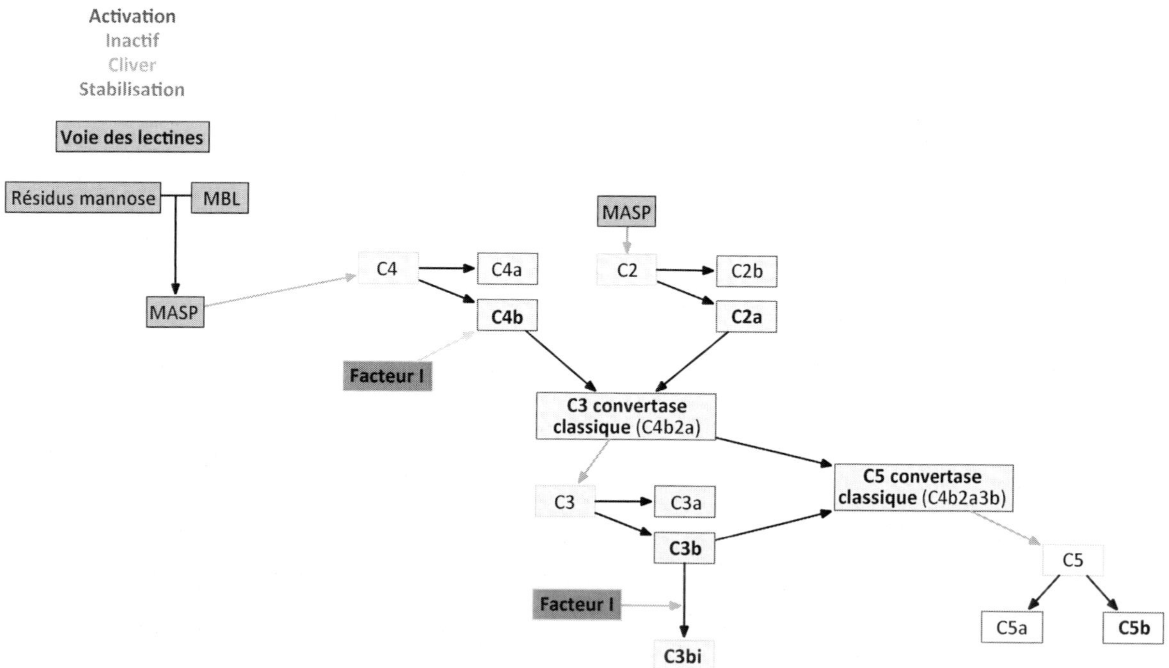


Dans la voie des lectines, elle est activée par des **résidus mannoses** de pathogènes (Bactérie, … ) qui interagissent avec :

- le **MBL** (Mannose Binding Lectin). C'est une collectine qui a une analogie de structure avec le C1q.
- Des **ficolines**.

Cette interaction induit l'activation des « **MBL Associated Serine Protease** », MASP-1 et MASP-2. Ce sont des analogues de C1s.
Ces 2 sérines protéases clivent C4 et C2, en respectivement, C4a + C4b et C2a + C2b.
Il se forme ensuite la **C3 convertase classique**, puis la cascade reprend comme dans la voie classique.

**v) La voie alterne**

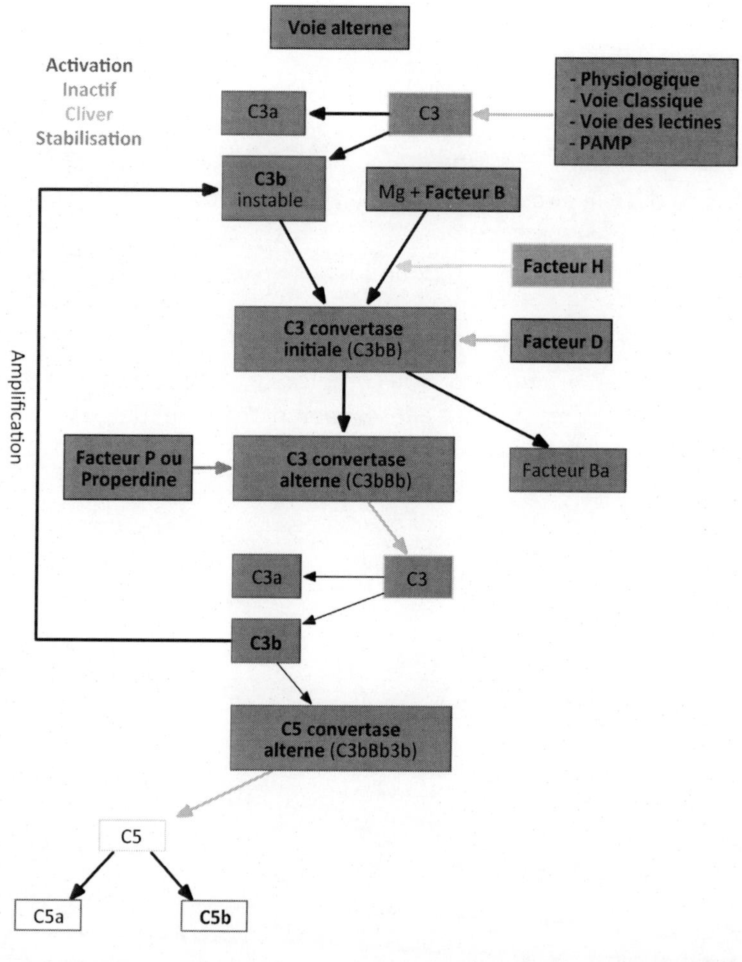

La voie alterne peut être activée :
- **Physiologiquement**
- Par certains **PAMPs**
- Ou par des C3b produit par **la voie classique ou des lectines** (boucle d'amplification)

Physiologiquement, C3 peut être hydrolysé spontanément en C3a + C3b.
C3b se complexe avec le **facteur B** en présence de Magnésium pour former **la C3 convertase initiale : $\overline{\text{C3bB}}$.**

Le **facteur D** clive le **facteur B** présent dans la C3 convertase initiale pour former **la C3 convertase alterne : $\overline{\text{C3bBb}}$.**
Le **facteur P** ou **properdine** stabilise la **C3 convertase alterne** et augmente sa durée de vie.
Cette C3 convertase alterne peut cliver C3 en C3a + C3b. Ce C3b peut :
- Former **une boucle d'amplification** en formant un nouveau complexe C3 convertase initiale avec le facteur B
- Former la **C5 convertase alterne : $\overline{\text{C3bBb3b}}$,** qui clive C5 en C5a + C5b.

Pour ne pas consommer tous les fragments C3b, il existe des inhibiteurs comme :
- Le **facteur I** qui clive le C3b pour le rendre inactif.
- Le **facteur H** qui inhibe l'association C3b et facteur B.

**vi) La voie commune ou voie lytique**

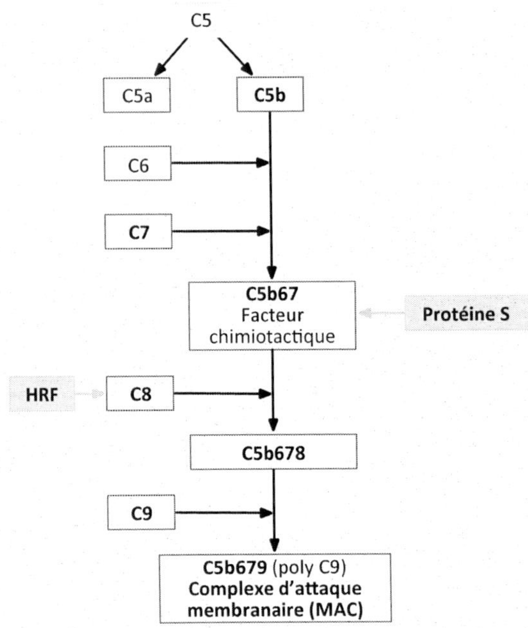


- Les **C5 convertases** lysent C5 en C5a + C5b. Une première étape est la fixation de C5b sur le pathogène, avec C6 et C7 pour former un **facteur chimiotactique $\overline{\text{C5b67}}$**. Ce facteur peut être inhiber par la **protéine S** qui prévient la fixation à la membrane du pathogène.
- Ce facteur chimiotactique se complexe avec C8 pour donner le **complexe $\overline{\text{C5b678}}$** qui est un support à la dernière molécule : C9.
- **HRF** peut se lier à C8 pour empêcher l'assemblage poly C9.
- Plusieurs C9 vont venir se complexer pour former le **complexe d'attaque membranaire MAC** : **$\overline{\text{C5b6789}}$. C'est un complexe lytique terminal**, il forme un pore dans la membrane du pathogène, qui entraine une fuite d'eau et une entrée d'ions = Mort de la cellule cible.

#### vii) Les récepteurs du complément

| Récepteurs | Ligand | Localisation | Fonction |
|---|---|---|---|
| **CR1** (CD35) | C3b | Lymphocyte B<br>Hématie<br>Monocytes<br>PNN + PNEo | – Favorise le clivage de C3b et C4b<br>– Inactive les C3 convertases<br>– Inhibe la voie alterne<br>– Participe à l'élimination des complexes Ag/Ac |
| **CR2** (CD21) | C3b inactif | Lymphocyte B<br>Cellule dendritique | – Stimule la production d'Ac |
| **CR3** (CD11b/CD18) **+ CR4** (CD11c/CD18, p150/95) | C3b inactif | Cellule NK<br>Monocyte<br>PNN<br>Macrophage | – Phagocytose |
| **CRIg** | C3b | Cellule de Kuppfer | – Phagocytose |
| **C3aR + C5aR** | C3a + C5a | PNN + PNBa<br>Macrophage<br>Monocyte<br>Cellule endothéliale | – Induit l'inflammation |
| **C1qRp** (CD93) **+ CD91** | C1q | Monocyte<br>Macrophage<br>Cellule endothéliale | – Phagocytose |

### viii) Schéma récapitulatif

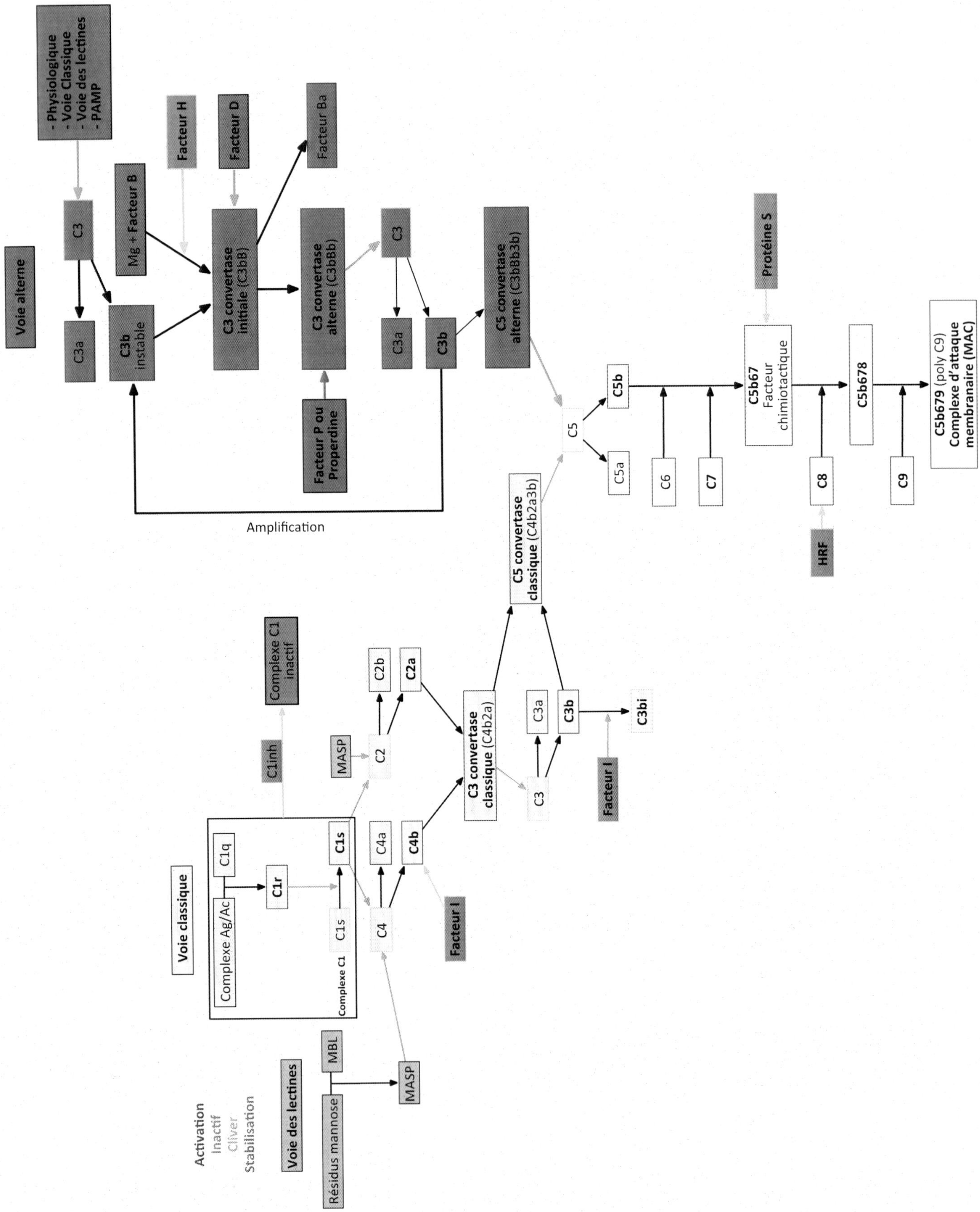

#### ix) Exploration du complément

- **Activité hémolytique du sérum (CH50)** qui explore l'activité fonctionnelle de la **voie classique** et de la **voie terminale** du complément → Elle permet de détecter une anomalie parmi les fractions C1q, C1r, C1c, C2, C4, C3 et la voie finale commune (C5 à C9).
  Si le CH50 est diminué, un dosage des différentes fractions doit être réalisé et/ou une étude génétique du facteur déficient.
- Le **dosage de l'AP50** explore l'activité fonctionnelle de la **voie alterne** du complément. En cas d'anomalie de l'AP50, un dosage de la properdine, des facteurs D et B doit être réalisé.
- Le **dosage de C3** permet le **dépistage des déficits en facteur H et en facteur I.** Celui-ci est en effet abaissé dans ces deux déficits de façon secondaire par consommation.

## II. La phagocytose

Les pathogènes qui ont passé les barrières physiques, microbiologiques et/ou chimiques et les cellules mortes vont être reconnus par les cellules phagocytaires mononuclées et les polynucléaires neutrophiles. Ils seront **phagocytés**. Il y aura parallèlement un déclenchement de la **réponse inflammatoire** et de la **réponse adaptative**.
C'est un processus en 3 étapes :

- **Reconnaissance** des pathogènes
- **Internalisation** du pathogène
- **Destruction** du pathogène
- Relargage des débris et/ou présentation antigénique

### 1) Reconnaissance du pathogène

Il y a 2 types de reconnaissance d'un pathogène :

- **Sans opsonisation** : elle se fait via les PRRs des cellules immunitaires qui reconnaissent les PAMPs (cf. « Récapitulatif des PRRs »)
- **Avec opsonisation** : Les opsonines reconnaissent un Ag qui sont ensuite reconnues par un récepteur aux opsonines sur les cellules immunitaires.

### 2) Internalisation du pathogène

La phagocytose est une **endocytose**. Les cellules phagocytaires internalisent l'agent infectieux via des **pseudopodes** dans un **phagosome**. Il peut internaliser des particules infectieuses qui font 2 à 3 fois la taille du phagocyte.

Le **cytosquelette d'actine** du phagocyte va se remodeler pour créer ces pseudopodes, cela permet de capter d'autres antigènes du pathogène.

Les pseudopodes se rejoignent autour du pathogène pour créer une vacuole appelée **phagosome**. Ce mécanisme est appelé « **mécanisme zipper** ».

Il existe aussi le « **mécanisme trigger** » qui est un mécanisme provoqué par le pathogène.

### 3) Destruction du pathogène

Il y a ensuite une **maturation du phagosome** grâce à la dépolymérisation du cytosquelette qui lui permet de migrer dans la cellule et de fusionner avec le lysosome = **Phagolysosome**.
Cette fusion libère des **enzymes de dégradation** (protéases, glycosylases et des enzymes d'oxydoréduction) et **des composés oxygénés et azotés toxiques** pour le pathogène.

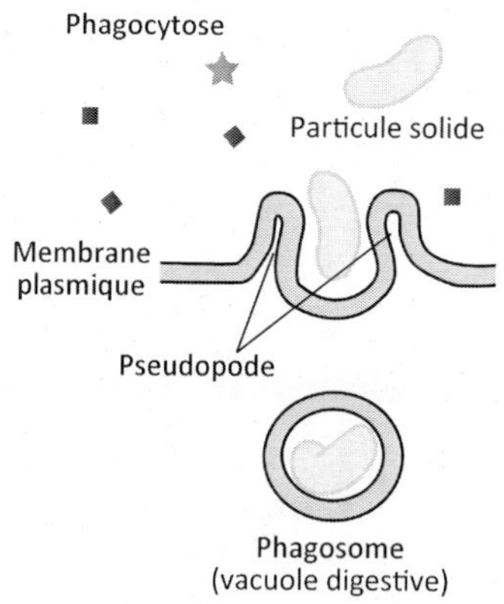


Il existe 2 mécanismes de destruction :

- Un **mécanisme oxydatif** (dépendant de l'oxygène). On l'appelle « poussée respiratoire », « poussée oxydative », « explosion oxydative », « explosion respiratoire » ou « respiratory burst ».
- Un **mécanisme non oxydatif**

#### a) *Mécanisme oxydatif*

Ce mécanisme est surtout présent chez le **neutrophile** car le phagolysosome va fusionner avec les **granules spécifiques** ( ou secondaires) du PNN. Ces granules contiennent la **NADPH oxydase**, la **superoxydismutase** et la **myelopéroxydase** (MPO) qui produisent des **dérivés réactifs de l'oxygène** (DRO) et du chlore :

- Le **superoxyde** $O_2^{*-}$
- Le **peroxyde d'hydrogène** $H_2O_2$
- L'**acide hypochloreux** HClO

$$2\,O_2 + NADPH \xrightarrow{\text{NADPH oxydase}} NADP^+ + H^+ + 2O_2^{*-}$$

$$2O_2^{*-} + 2H^+ \xrightarrow{\text{Superoxydismutase}} O_2 + H_2O_2$$

$$H_2O_2 + Cl^- + H^+ \xrightarrow{\text{MPO}} H_2O + HClO$$

Il existe aussi la **NO synthase** que produit un dérivé de l'azote (RNI : Reactive Nitrogen Intermediate) appelé **radical peroxynitrite** $ONOO^{*-}$. C'est la molécule la plus efficace contre les bactéries.

$$4O_2 + 2L-arginine + 3NADPH + 3H^+ \xrightarrow{\text{NO synthase}} 2L-citrulline + 3NADP^+ + 4H_2O + 2NO$$

$$NO + O_2^{*-} \rightarrow ONOO^{*-}$$

Pour savoir si une cellule est en explosion respiratoire, on peut doser la **citrulline**.

#### 2. *Mécanisme non oxydatif*

Ce mécanisme est commun à toutes les cellules phagocytaires. Lorsque le lysosome va fusionner avec le phagosome, il va libérer des molécules qui permettent de **diminuer le pH** (jusqu'à 4,5).
Le phagosome peut aussi fusionner avec des granules primaires (ou azurophile) qui libèrent :

- Des **lysosymes** qui vont détruire le peptidoglycane
- Des **peptides antimicrobiens** qui vont créer des pores dans la membrane du pathogène
- Des **protéases** (élastase, protéinase, ...)

### 4) Relargage des débris et/ou présentation antigénique

Les débris peuvent être coupés en morceaux et libérés dans l'environnement du macrophage. Ils peuvent aussi être utilisés pour **activer les cellules immunitaires du système adaptatif** en les présentant via un **CMH de type II**. Cela permet le recrutement des lymphocytes T spécifiques de ce peptide. C'est ce qui va faire le **lien entre le système de l'immunité innée et celui de l'immunité adaptative**.
Elle **n'est pas automatique**. Dans certaines situations, elle n'a pas le temps de se déclencher car le pathogène a déjà été intercepté par les **cellules sentinelles** (cellules immunitaires dans les tissus).

## III. La réaction inflammatoire

L'inflammation a **3 buts** :

- **Attirer les cellules immunitaires**
- **Limiter le développement du pathogène**
- **Réparer les tissus endommagés**

Elle peut être déclenchée par plusieurs inducteurs :

- Des **infections** : bactéries (PAMPs, toxines, ...), virus, parasites ou champignons
- Des **inducteurs physiques** : chaleur, froid, radiations
- Des **inducteurs chimiques** : caustiques, acides et bases
- Un **défaut de vascularisation** : réaction inflammatoire secondaire à une nécrose
- Une **maladie immunitaire** : anomalie de la réponse immunitaire, allergies ...

### 1) Les médiateurs de l'inflammation

| Médiateurs | | Origine | Fonction |
|---|---|---|---|
| **Amines Vasoactives** | **Histamine** | Mastocyte<br>PNB | – Augmentation de la perméabilité vasculaire<br>– Contraction des muscles lisses = vasodilatation |
| | **Sérotonine** | Mastocyte<br>Plaquette | |
| **Peptide vasoactif** | **Bradykinine** | Tissus endommagé (Activation de la kallicréine qui clive le KHPM en bradykinine et KBPM) | – Augmentation de la perméabilité vasculaire<br>– Contraction des muscles lisses = vasodilatation<br>– Douleur |
| **Anaphylotixines du complément** | **C3a, C4a** | Activation du complément | – Dégranulation des mastocytes<br>– Contraction des muscles lisses |
| | **C5a** | | – Dégranulation des mastocytes<br>– Contraction des muscles lisses<br>– Chimiotactisme des phagocytes<br>– Activation des neutrophiles<br>– Augmentation de la perméabilité vasculaire |
| **Cytokines inflammatoires** | **TNF** | Macrophage<br>Mastocyte | – Augmentation de la perméabilité vasculaire<br>– Adhérence des cellules endothéliales<br>– Activation des phagocytes |
| | **IL-1** | | – Adhérence des cellules endothéliales<br>– Production de chimiokines |
| | **IL-6** | | – Stimulation du recrutement des monocytes |
| | **IL-12** | Macrophage | – Augmentation de la sécrétion d' IFN-γ par les NK<br>– Augmentation de la cytotoxicité des NK |
| | **IFN-γ** | NK | – Phagocytose<br>– Activité virucide |
| **Chimiokines** | | Leucocyte<br>Mastocyte<br>Cellules des tissus | – Chimiotactisme pour les neutrophiles, cellule T, macrophages, granulocytes |
| **Fibrinopeptides et produit de dégradation de la fibrine** | | Coagulation | – Augmentation de la perméabilité vasculaire<br>– Chimiotactisme des neutrophiles et des macrophages |
| **Icosanoïde** | **Prostaglandine** | Voie des COX à partir de l'acide arachidonique | – Vasodilatation<br>– Potentialisation de l'histamine et de la bradykinine |
| | **Thromboxane** | | |
| | **Leucotriène** | | – Chimiotactisme<br>– Augmentation de la perméabilité vasculaire<br>– Contraction des muscles lisses |

### 2) Les différentes phases de l'inflammation

On peut la détailler en 3 phases :

- **La phase vasculaire :** Elle est divisée en 3 sous phases :
  - La congestion active
  - L'exsudation plasmatique
  - La diapédèse leucocytaire
- **La phase cellulaire :** formation d'un granulome inflammatoire
- **La phase de réparation et de cicatrisation**

#### a) *La phase vasculaire*

Elle est caractérisée par 4 critères cliniques :

- **Rougeur**
- **Chaleur**

} Conséquence de la congestion active

- **Douleur**
- **Gonflement**

} Conséquence de l'exsudation plasmatique

##### i) La congestion active

C'est une vasodilatation des artérioles puis des capillaires en réponse au système nerveux (système vasomoteur) et à des substances vasoactives comme :

- **Les amines vasoactives** (Histamine, Sérotonine)
- **Les peptides vasoactifs** (Bradykinine),

Cette vasodilatation provoque une augmentation de l'apport sanguin et un ralentissement de la circulation engendrant la **Rougeur** et la **Chaleur**.

En parallèle, **l'hémostase** se met en route avec **l'activation des plaquettes** (adhésion, agrégation, dégranulation). Elles contiennent de la **sérotonine**, qui participe à la congestion active, et des **médiateurs** qui recrutent et activent les cellules inflammatoires.

##### ii) L'exsudation plasmatique

C'est le passage **d'exsudat,** dans le tissu conjonctif interstitiel engendrant un **Œdème**. Il est composé d'eau et de protéines plasmatiques. Ce gonflement comprime les terminaisons nerveuses de la zone et provoque une **Douleur**.

##### iii) La diapédèse leucocytaire

Dans des conditions non inflammatoires, les leucocytes sont à l'intérieur des vaisseaux sanguins. La congestion et l'exsudation leur permet d'atteindre la paroi des capillaires et de **migrer hors des vaisseaux.** Ce processus se fait en 4 étapes :

- Le rolling
- La fixation irréversible à l'endothélium
- La diapédèse
- La migration dans les tissus

**Le rolling**

On l'appelle ainsi car les leucocytes « **roulent** » sur la paroi des vaisseaux. Des **sélectines** (Sélectine de type P, de type E, ...) sont exposées à la surface des cellules endothéliales en réponse à des médiateurs inflammatoires. Ce sont des glycoprotéines membranaires avec un domaine de type Lectine en extracellulaire qui reconnait des sucres.
Elles reconnaissent des sucres de la matrice extracellulaire des leucocytes. Cette interaction est **réversible**.

**La fixation irréversible**

La modification des cellules endothéliales des vaisseaux entraine une exposition des protéines transmembranaires **ICAM**.
C'est une protéine appartenant à la superfamille des immunoglobulines qui est exprimée à la surface de l'endothélium.
Cette protéine interagit avec les **intégrines** des leucocytes. L'affinité entre les intégrines et la protéine transmembranaire augmente avec la sécrétion de chimiokines (la conformation des intégrines change en présence de chimiokines).

**La diapédèse**

Les leucocytes traversent les cellules endothéliales entre 2 cellules grâce aux **intégrines** et aux **protéines transmembranaires** présentes sur les jonctions intercellulaires. Ces protéines appartiennent à la famille des immunoglobulines.

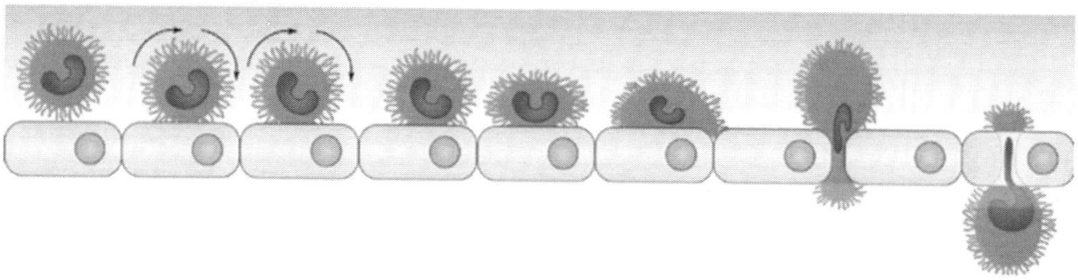

**La migration**

Ils migrent en respectant le gradient de concentration des **chimiokines.**

**b) *La phase cellulaire***

Une fois les premiers leucocytes arrivés dans les tissus suite à une infection ou une lésion, ils sécrètent des **chimiokines (de type CC ou CXC)** qui attirent les autres cellules de l'immunité innée : la **phagocytose** se met en route.

Il y a en parallèle la sécrétion de **cytokines pro-inflammatoires** (IL-1, IL-6, TNFα), par les monocytes et les macrophages. Elles ont plusieurs rôles :

- **L'activation des mastocytes et des PNB : libération de leurs granulations**
- **L'augmentation de la perméabilité vasculaire pour diapédèse**
- **L'adhérence des leucocytes aux cellules endothéliales**
- **La stimulation des monocytes**
- **La production de chimiokines, de prostaglandines et de leucotriènes**
- **L'activation des phagocytes**
- **La synthèse des <u>protéines de la phase aiguë de l'inflammation</u>**

**c) *La phase de réparation et de cicatrisation***

**i) 1ère issue : Fin de l'inflammation**

Il y a, ensuite, une élimination des débris rejetés par les phagocytes et du pathogène. La réparation et le remodelage des tissus peut commencer la **cicatrisation**.

Il y a une régulation de l'inflammation avec des **cytokines anti-inflammatoires** : **IL-10 et TGF-β**. Elles sont sécrétées par les macrophages et les cellules T.

**ii) 2ème issue : Activation de système immunitaire adaptatif**

Si l'inflammation ne se termine pas, elle devient **systémique**. Les cytokines s'accumulent et atteignent la circulation sanguine, elles ne se limitent plus à la zone premièrement inflammatoire. Celle-ci peuvent déclencher de la **fièvre** et la sécrétion **des protéines de la phase aiguë de l'inflammation.**

Les macrophages tissulaires deviennent des cellules présentatrices d'antigène et vont se déplacer jusqu'aux organes lymphoïdes = **activation du système immunitaire adaptatif.**

### 3) Les protéines de la phase aiguë de l'inflammation

| Protéines | | ↑ / ↓ | Synthèse | Augmentation / Diminution | ½ vie | Fonction |
|---|---|---|---|---|---|---|
| **Procalcitonine (PCT)** | | ↑ | Cellue C de la thyroïde | 3ème heure | 24 h | – Induction de cytokines pro inflammatoire<br>– Marqueurs d'une infection bactérienne |
| **β2 microglobuline** | | ↑ | Ubiquitaire mais surtout le lymphocyte T | ø | 1 h | – Activation des lymphocyte T |
| **Protéine sérique amyloïd A** | | ↑ | Foie | 6 à 12 h | 10 h | – Épuration du cholestérol sur le site inflammatoire |
| **Abumine** | | ↓ | Foie | 1 à 2 semaines | 20 jours | – Maintien de la pression oncotique |
| **α1 globuline** | **Orosomucoïde** | ↑ | Foie<br>Granulocyte<br>Monocyte | 3 à 5 jours | 3 jours | – Immuno modulateur (limite l'agragation plaquettaire)<br>– Active la sécrétion de cytokines pro et anti inflammatoire |
| | **α1 antitrypsine** | | Foie | ø | 4 jours | – Inactive la trypsine et l'élastase<br>– Réduit les dommages de l'inflammation |
| **α2 globuline** | **Haptoglobine** | ↑ | Foie | 7 jours | 2 à 5 jours | – Épuration de l'hémoglobine lors d'hémolyse |
| | **Céruléoplasmine** | | Foie | ø | 4 à 5 jours | – Transport du cuivre<br>– Métabolisme du fer<br>– Neutralise les ions superoxydes |
| **β1 globuline** | **Transferrine** | ↓ | Foie | 8 jours | 8 jours | – Transport des ions ferriques |
| **β2 globuline** | **C3** | ↓ | Foie | 5 jours | 24 h | – Complément<br>– Phagocytose (Opsonisation) |
| **γ globuline** | **Fibrinogène** | ↑ | Foie | 12 jours | 4 à 6 jours | – Formation d'un caillot de fibrine |
| | **CRP (pentraxine)** | ↑ | Foie | 6ème heure | 12 h | – Opsonine<br>– Activation de la voie classique du complément |

### 4) Examen biologique

- **Électrophorèse des protéines sériques** : albumine, α1 et α2 globuline, β1 et β2 globuline, γ globuline
- **Dosage de la CRP, du fibrinogène et des produits de dégradation de la fibrine**
- **Vitesse de sédimentation** : augmentation
- **Exploration du complément** : CH50, AP50, dosage de C3 et C4
- **Dosage des cytokines inflammatoires** : IL-1, IL-6 et TNF

### 5) Exploration de la réaction inflammatoire

#### a) *Electrophorèse des protéines sériques*

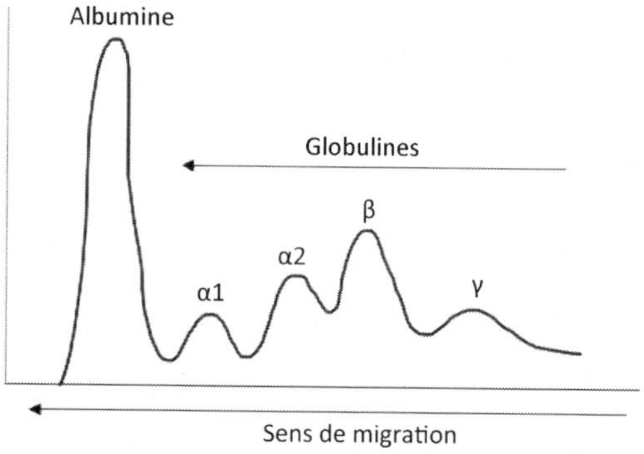


Méthode d'analyse des protéines sériques qui permet de donner un aspect **qualitatif** mais aussi **quantitatif** quant à leur présence dans le sérum d'un patient donné.

- Application d'un champ électrique sur **gel d'agarose** qui permet la **migration** des protéines selon leurs masses moléculaires et leurs charges.
- Le résultat est lu par un graphe qui détermine **5 régions protéiques** :
  - **Albumine**
  - **α1** : comprend l'oromuscoïde et l'α1 antitrypsine
  - **α2** : comprend l'haptoglobine, l'α2 macroglobuline
  - **β** : comprend la transferrine, l'hémopexine, fraction C3 du complément, l'IgA
  - **γ** : comprend le fibrinogène, la CRP, le reste des immunoglobulines
- En parallèle, il faut réaliser un **dosage des protéines totales** : le résultat des fractions protéiques sera donné sous forme de pourcentage, avec le dosage des protéines totales il sera possible de déterminer les taux de chacune
- Analyse couramment utilisée en routine dans divers domaines, utilise au diagnostic de beaucoup de pathologies mais aussi dans le suivi de celles-ci

*NB : s'en suit généralement d'une immunofixation pour la caractérisation approfondie des protéines (voir item 15 sur les méthodes).*

Normes internat :

| Se Protéines | Se Albumine | Se α1 globulines | Se α2 globulines | Se β globulines | Se γ globulines |
|---|---|---|---|---|---|
| 65 – 80 g/L | 38 – 48 g/L | 1 – 3 g/L | 4 – 9 g/L | 5 – 10 g/L | 7 – 15 g/L |

| Se Haptoglobine | Se oromuscoïde | Se Transferrine |
|---|---|---|
| 1 – 3 g/L | 0,4 – 1,3 g/L | 2 – 4 g/L |

#### b) *Vitesse de sédimentation (VS)*

La vitesse de sédimentation (VS) est un marqueur non spécifique de l'inflammation. C'est la mesure du taux de sédimentation des hématies, lorsqu'un échantillon est introduit dans un tube à la verticale.
Elle sera **augmentée** lors des réactions inflammatoires, due à l'augmentation des protéines sériques inflammatoires.

Normes internat :

| Sg Homme : VS érythrocytaire à la 1ère heure | Sg Femme : VS érythrocytaire à la 1ère heure |
|---|---|
| 2 – 5 mm | 3 – 7 mm |

### c) *Protéine C réactive (CRP)*

La protéine C réactive (CRP) est une protéine synthétisée par le foie lors de la phase aigue d'une inflammation. Son taux sera alors **augmenté**.

Normes internat :

| Se Protéine C réactive (CRP) |
|---|
| < 5 mg/L |

### d) *Fibrinogène et produits de dégradation de la fibrine*

Ce sont des protéines intervenant dans la coagulation mais également dans la phase aigue de l'inflammation : elles seront **augmentées** lors d'un processus inflammatoire.

Normes internat :

| Pl Fibrinogène |
|---|
| 2 – 4 g/L |

### e) *Exploration du complément*

- **CH50** : exploration des **voies classique et commune**. C'est la quantité de sérum qu'il faut ajouter pour aboutir à la lyse de 50 % des hématies de mouton.
- **AP50** : exploration de la voie **alterne**. C'est la quantité de sérum qu'il faut ajouter pour aboutir à la lyse de 50 % des hématies de lapin.
- **Dosage de C3 et C4**

# Item 29

## Complexe majeur d’histocompatibilité et présentation de l’antigène

# I. Introduction

## 1) Présentation

Le **Complexe majeur d'histocompatibilité** (**CMH**) aussi appelé **Human Leukocyte Antigen** (**HLA**) regroupe un ensemble de molécules qui sont présentes à la surface des cellules présentatrices d'antigènes (CPAg) et qui assurent la présentation et la reconnaissance d'un antigène aux lymphocytes T.

## 2) Génétique du CMH

Les gènes codant pour le CMH sont situés sur le **bras court du chromosome 6**. Le tout est divisé en 3 :

- CMH de classe I comprend les gènes : **HLA-A ; HLA-B et HLA-C** : chaque gène code pour une chaine α.
- CMH de classe II comprend des paires de gènes, c'est-à-dire que pour chacun il y a une version A et une version B (qui codera pour une chaine α et une chaine β) : **HLA-DP (DPA et DPB) ; HLA-DQ (DQA et DQB) ; HLA-DR (DRA et DRB).**
- CMH de classe III comprend des gènes qui codent pour des molécules qui n'interviennent pas dans la présentation d'un antigène mais qui assurent d'autres fonctions au sein du système immunitaire (complément, cytokines...)

### a) *Points communs de cette génétique*

- Les gènes du CMH sont sous forme **poly-alléliques** : pour chaque gène du CMH il existe un très grand nombre d'allèles et seuls certains sont exprimés chez les individus.
- Ils ont tous une **expression codominante** : chaque être humain contient un haplotype paternel et un haplotype maternel, soit une copie d'un chromosome 6 du père et une copie d'un chromosome 6 de la mère (transmission en **bloc**) qui s'exprimeront tous les deux (codominance) : les 6 variants seront exprimés à la surface de la cellule.
  *Ceci explique notamment la chance sur quatre d'avoir une comptabilité HLA identique au sein d'une fratrie (lors d'une greffe on commence toujours à typer la fratrie pour trouver un donneur car la probabilité d'être compatible 10/10 est meilleure)*
- Ce sont des **glycoprotéines transmembranaires** qui appartiennent à la super famille des immunoglobulines.
- La liaison avec l'antigène est **non spécifique** : cela permet la reconnaissance d'un très grand nombre d'antigènes différents.
  ➔ Induction d'une multitude de combinaisons génétiques possibles qui fait de ce CMH notre *carte d'identité génétique*.

### b) *Utilisation au quotidien*

Cette multitude de possibilités de combinaisons est au cœur des comptabilités recherchées lors des greffes entre un donneur et un receveur afin de réduire au maximum les GVH (*graft versus hote*) et ainsi limiter les effets indésirables de la greffe et surtout le rejet de greffe.
Des anticorps anti HLA peuvent apparaitre lors des erreurs de transfusion, post-greffe, incompatibilité fœto-maternelle... *Cette partie est développée dans le cours sur « l'anémie hémolytique du nouveau-né ».*

# II. CMH de classe I

## 1) Structure

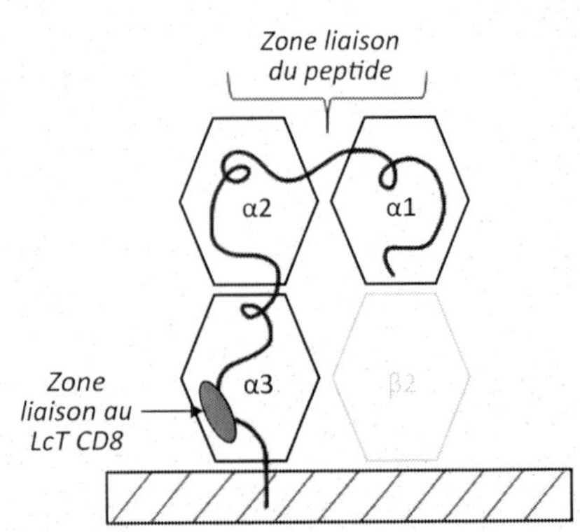

- Il contient une **chaine α** codée par les gènes HLA-A, HLA-B et HLA-C. Cette chaine est divisée en 3 sous parties : α1, α2 et α3.
- Association particulière à la **β2 microglobuline** : cette association bien que non covalente est nécessaire à la bonne conformation de la molécule et à sa stabilité membranaire.
- L'adjonction des domaines **α1 et α2** va former une cavité où viendra se loger le peptide antigénique par complémentarité de forme (modèle clé-serrure). Cette cavité est « fermée » c'est-à-dire que seul des peptides d'une certaine taille sont reconnus (entre 8 et 10 acides aminés)
- Chaque molécule de CMH ne possède qu'un seul site de liaison et ne peut donc reconnaitre qu'un antigène à la fois, mais une molécule de CMH peut reconnaitre des antigènes différents.

### 2) Propriétés

Ce CMH de classe I est quasi ubiquitaire, il est exprimé à la surface de toutes les **cellules nuclées**. Il permet la présentation des **peptides antigéniques endogènes (intracellulaires)** aux **lymphocytes T CD8+ (cytotoxiques).** Ces peptides sont issus de nos propres cellules : catabolisme des protéines n'ayant pas eu une conformation correcte lors de leur biosynthèse, cellules infectées par des pathogènes, cellules tumorales... Ces protéines défectueuses seront dégradées par le protéasome pour être réduites en une taille finale d'environ 9 acides aminés.

A la sortie du protéasome, ils seront transportés par des **transporteurs TAP** (*Transporteur Associated with Antigen Processing TAP 1 et TAP 2*) situés au niveau de la membrane du réticulum endoplasmique (RE) qui permettront la traversée de celui-ci et la possibilité de se fixer à une molécule de CMH de classe I. Cette association entre le peptide et la molécule de CMH sera ensuite exposée à la surface cellulaire pour être reconnu par le **TCR** (*T cell receptor*) **du lymphocyte T CD8**, ce qui conduira à la destruction de la cellule en question.

➔ C'est un système qui fonctionne en **permanence** : il permet en outre le combat contre les cellules du *non soi* infectieuses ou celles du *soi* défectueuses.

*NB : les molécules de CMH de classe I peuvent être reconnues par des récepteurs inhibiteurs des* ***lymphocytes NK*** *(natural killer). Cette reconnaissance entrainera l'****inhibition de leur réactivité*** *envers la cellule et empêchera la dégradation de celle-ci.*

## III. CMH de classe II

### 1) Structure

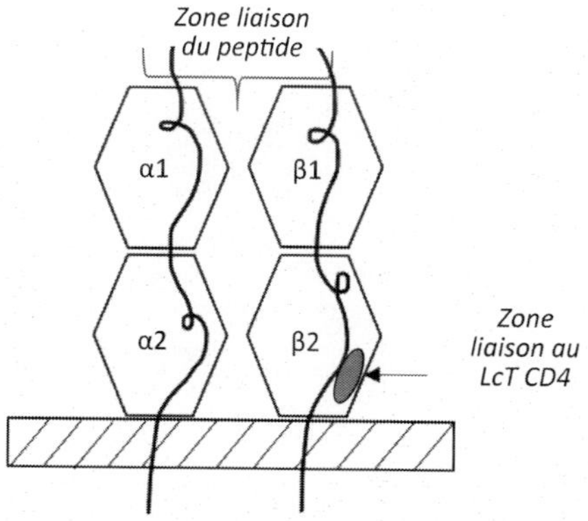


- Chaque gène (HLA-DP ; HLA-DQ ; HLA-DR) sera constitué par paire c'est-à-dire que pour chacun il existe un dérivé A et B qui code respectivement pour une **chaine α** et une **chaine β**.
- Chaque chaine est divisée en 2 parties : **α1 et α2** ainsi que **β1 et β2**.
- L'adjonction des domaines **α1 et β1** va former une cavité où viendra se loger le peptide antigénique par complémentarité de forme (modèle clé-serrure). Cette cavité est « ouverte », c'est-à-dire que des peptides de différentes tailles peuvent être reconnus (entre 15 et 25 acides aminés).
- Chaque molécule de CMH ne possède qu'un seul site de liaison et ne peut donc reconnaitre qu'un antigène à la fois, mais une molécule de CMH peut reconnaitre des antigènes différents.

### 2) Propriétés

Ce CMH de classe II est exprimé uniquement sur les **cellules présentatrices d'antigènes « professionnelles »** (CPAg) : lymphocytes B, lymphocytes T activés, macrophages, cellules dendritiques... Il permettra la présentation de **peptides exogènes (extracellulaires) aux lymphocytes T CD4 (auxiliaires).**
Les chaines α et β sont assemblées dans le réticulum endoplasmique (RE) et seront associées à une protéine invariante (Li) qui comblera provisoirement la zone de liaison du peptide pour qu'aucun peptide endogène ne soit reconnu dans le RE.

Les protéines extra-cellulaires sont, elles, dégradées puis endocytées dans des vésicules. Lors de la rencontre de la molécule de CMH de classe II et des vésicules lysosomales, la protéine invariante est dégradée via l'acidité des lysosomes. Il pourra y avoir reconnaissance des peptides exogènes présents dans les lysosomes par les molécules de CMH de classe II.
Le complexe peptide-CMH sera ensuite exposé à la surface de la cellule pour être présenté et reconnu par le **TCR du lymphocyte T CD4.**

# Item 30

## Organes et cellules de la réponse immunitaire

## I. Cellule de la réponse immunitaire

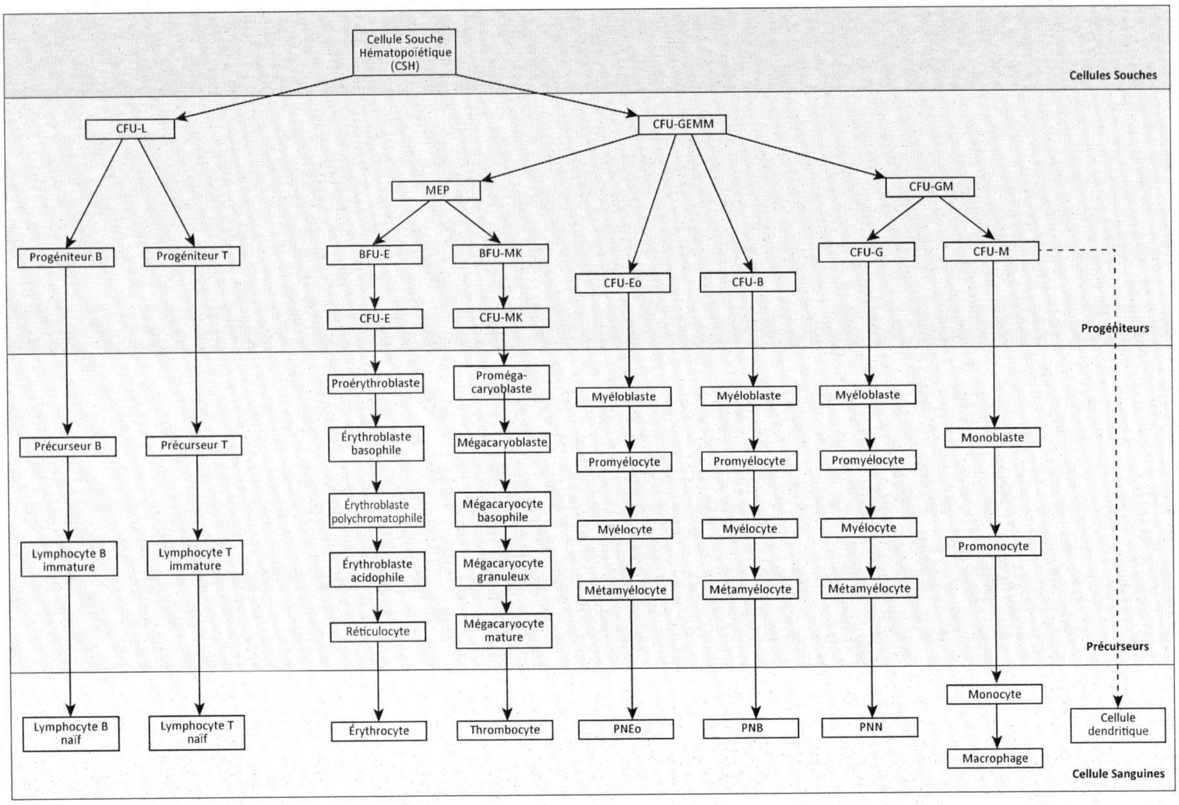


Les cellules de l'immunité dérivent toutes d'une **cellule souche hématopoïétique totipotente**. Elles possèdent à leur surface des protéines spécifiques appelées « **cluster of Differentiation** » ou **CD**.
La cellule souche hématopoïétique possède le marqueur **CD34** et le marqueur **CD117** également appelé **c-Kit** (un récepteur tyrosine kinase qui est le récepteur au facteur des cellules souches **SCF**).

Il y a ensuite une première différentiation en **précurseurs** :

- **CFU-L** (CFU = Colony Forming Unit + L = Lymphoïde) qui possède les marqueurs pour les 3 voies lymphoïdes :
  - Lymphocyte T CD4+, CD8+, Treg après une maturation dans le thymus
  - Lymphocyte B
  - Lymphocyte NK
- **CFU-GEMM** (GEMM = Granuleuse, Érythrocytaire, Macrophage et Mégacaryocyte) qui à maturation, donnera toutes les autres cellules hématopoïétiques. Elles possèdent les marqueurs **CD34**, **CD38** et **HLA-DR+**

## 1) Les polynucléaires (granulocytes)

### a) *Polynucléaire neutrophile*

#### i) Morphologie

| | | |
|---|---|---|
| **Taille** | | 15 µm de ø |
| **Noyau** | | Uninucléé<br>Noyau plurilobé (2 à 5 lobes) |
| **Granulations** | **Primaires (azurophiles)** | – **Myéloperoxydase (MPO)**<br>– Défensines<br>– Élastase<br>– Lysozyme<br>– Azurocidine |
| | **Secondaires (Spécifiques)** | – Apolactoferrines<br>– **Collagénase**<br>– Lysozyme<br>– Activateur du plasminogène<br>– Vitamine B12 binding protein |
| | **Tertiaires** | – **Gélatinase** |
| | **Vésicules sécrétoires** | – Albumine<br>– Phosphatase alcaline |

#### ii) Différenciation

**CFU-GEMM** se différencie en un progéniteur commun aux monocytes et polynucléaires neutrophiles, **CFU-GM** (GM – Granuleuse et Macrophage), sous l'influence de l'**interleukine 3 et 11** (IL-3 et IL-11) et du **SCF** (facteur des cellules souches).

Il possède les marqueurs protéiques : **HLA-DR+**, **CD117**, **CD34**.
Ensuite sous l'influence de **M-CSF** ou **G-CSF**, le **CFU-GM** se différencie, respectivement, en progéniteur :
- **CFU-M** pour les monocytes
- **CFU-G** pour les polynucléaires neutrophiles

CFU-G possède **HLA-DR+**, **CD117**, **CD34, CD33 +/- MPO** comme marqueurs protéiques.
En présence de G-CSF, il se différencie en précurseur : **myéloblaste** (**CD13**, **CD33**, **CD34**, et **CD117**), **promyélocyte** (CD13, CD33, **CD65**) , **myélocyte** (CD13, **CD15**, CD33 et CD65) et **métamyélocyte** (**CD11b**, CD13, CD15, **CD16** et CD65) pour aboutir au **PNN** (**CD10,** CD11b, CD13, CD15, **CD35** et CD65).

Dans les vaisseaux sanguins, il existe 2 pools, un **marginé** (collé à la paroi des vaisseaux) et un **circulant** (dans le sang) répartis en équilibre (50/50).
Ils vont ensuite dans les tissus par diapédèse.

#### iii) Rôles

- **Diapédèse** pour arriver sur le lieu de l'infection
- **Chimiotactisme** pour attirer les cellules de l'immunité
- **Phagocytose**
- **Dégranulation** avec un rôle bactéricide et anti-mycosique (MPO, Défensine, ...)
- Cf Section II, item 28

### b) *Polynucléaire éosinophile*

#### i) Morphologie

| | | |
|---|---|---|
| Taille | | 15 µm de ø |
| Noyau | | Uninucléé<br>Noyau bilobé (2 lobes) |
| Granulations | Majoritaires | – Major basic protein (MBP)<br>– Eosinoperoxydase<br>– Eosinophil cationic protein ECP<br>– Eosinophil derived neurotoxin EDN<br>– **Collagénase**<br>– Cytokines |
| | Primaires | – Cristaux de **Charcot Leyden** |

#### ii) Différenciation

**<u>CFU-GEMM</u>** se différencie en progéniteur **<u>CFU-Eo</u>** (Eo =Eosinophile), sous l'influence de l'IL-3, IL-5 et le GM-CSF. Il possède les marqueurs protéiques : CD25, CD125 (IL-5 récepteur)

IL-5 permet l'éosinopoïèse. CFU-Eo se différencie en précurseur **myéloblaste**, **promyélocyte**, **myélocyte** et **métamyélocyte** pour aboutir au **<u>PNEo</u>**.

Le polynucléaire éosinophile possède les marqueurs protéiques : **CD32** (R. du fragment Fc d'IgG), **CD89** (R. du fragment Fc de IgA), le récepteur d'IL-3, de l'IL-5, du complément et d'autres cytokines.

#### iii) Rôles

- Action **antiparasitaire** grâce aux granulations
- **Dégranulation** lors de phénomène allergique

### c) *Polynucléaire basophile*

#### i) Morphologie

| | |
|---|---|
| Taille | 12 µm de ø |
| Noyau | Uninucléé<br>Noyau en forme de fer à cheval (peu visible) |
| Granulations | Grosses granulations qui cachent le noyau<br>– **Histamine**<br>– **Sérotonine**<br>– **Chondroïtine sulfate** |

#### ii) Différenciation

**<u>CFU-GEMM</u>** se différencie en progéniteur **<u>CFU-B</u>** (B =Basophile), sous l'influence de l'IL-3, IL-5 et le GM-CSF. Il possède les marqueurs protéiques : CD25, CD123 (IL-3 récepteur)

IL-3 permet la différenciation en basophile. CFU-B se différencie en précurseur **myéloblaste**, **promyélocyte**, **myélocyte** et **métamyélocyte** pour aboutir au **<u>PNB</u>**.

Le polynucléaire basophile possède les marqueurs protéiques : **Intégrines, récepteur de chémokines, CD25** (récepteur de l'IL-2) et des **récepteurs d'Immunoglobuline** (IgE).

#### iii) Rôles

- **Dégranulation** lors de phénomène allergique (Hypersensibilité)

## 2) Les monocytes et les macrophages

### a) *Morphologie*

| | | |
|---|---|---|
| **Taille** | | 20 à 25 µm de ø |
| **Noyau** | | Uninucléé<br>Noyau allongé en ruban |
| **Granulations** | **Azurophiles** | – **Myéloperoxydase**<br>– **Estérases**<br>– **Lysozyme** |

### b) *Différenciation*

**CFU-GEMM** se différencie en un progéniteur commun aux monocytes et polynucléaires neutrophiles, **CFU-GM** (GM = Granuleuse et Macrophage), sous l'influence de l'**interleukine 3 et 11** (IL-3 et IL-11) et du **SCF** (facteur des cellules souches).
Il possède les marqueurs protéiques : **HLA-DR+**, **CD117**, **CD34**.
Ensuite sous l'influence de **M-CSF** ou **G-CSF**, le **CFU-GM** se différencie, respectivement, en progéniteur :
- **CFU-M** pour les monocytes
- **CFU-G** pour les polynucléaires neutrophiles

Le **CFU-M** se différencie ensuite en précurseur sous l'influence du **M-CSF** : **Monoblaste** et **Pro-monocyte** pour aboutir aux **monocytes**. Lorsque le **monocyte** sort du compartiment sanguin pour aller dans les tissus, il se transforme en **Histiocyte / Macrophage.**
Le **monocyte** a pour marqueurs protéiques :
- Le **CD14** (récepteur du LPS)
- Le **CD16** (récepteur du fragment Fc des IgG)

On nomme les **macrophages** selon leur **localisation tissulaire** : cf section II – Item 28

### c) *Rôles*

- **Phagocytose**
- **Présentation d'Ag** (lien entre l'immunité innée et adaptative)
- **Sécrétion de cytokines**
- **Sécrétion de facteur tissulaire** (coagulation)

## 3) Les cellules dendritiques

Ce sont des **cellules spécialisées dans la capture et la présentation d'Ag.**
Cette famille de cellule est très **hétérogène**, autant dans leurs marqueurs protéiques que dans leurs progéniteurs.
Elles viennent à la fois des **progéniteurs lymphoïdes et myéloïdes** :
- Les progéniteurs lymphoïdes donnent les **cellules dendritiques plasmocytoïdes.** On les retrouve dans le **sang** et les **tissus lymphoïdes** (Thymus, ...)
- Les progéniteurs myéloïdes donnent les **cellules dendritiques myéloïdes +++,** on les retrouve dans le **sang** et les **tissus non lymphoïdes**.

## 4) Les mastocytes

Ce sont des cellules qui se situent dans le **tissu conjonctif**. Elles sont rondes et font **15 à 30 µm de diamètre.** Le noyau est masqué par des granulations **vasoactives** :
- **Histamine**
- **Platelet Activating Factor**
- **Héparine**
- **Chondroïtine sulfate**
- **Tryptase** +++ (marqueurs des mastocytes)

Il possède les marqueurs protéiques : **CD123**, **CD117**, récepteur à **IL-1** et **IL-10.**
Ils ont un rôle dans le début de la **réponse inflammatoire** et **allergique**.

### 5) Les lymphocytes (cellules) Natural Killer (NK)

Ce sont des lymphocytes appartenant à l'**immunité innée**. Leur rôle est de t**uer des cellules tumorales** ou **infectées par un virus.** Elles **activent les macrophages** et sécrètent des cytokines.
Elles **ressemblent** morphologiquement aux **lymphocytes T CD8,** elles portent les marqueurs protéiques : **CD56, CD57** et **CD16**.

### 6) Les lymphocytes

Ce sont des cellules de **l'immunité adaptative**. Ce sont des cellules **rondes**, **mobiles**, de **tailles variables** (entre 5 et 16 µm de diamètre en fonction de leur état d'activation).

#### a) *Lymphocytes T*

##### i) Différenciation

Le **progéniteur CFU-L** se différencie en **progéniteur T** dans la **moelle osseuse**. Ils passent ensuite dans le **thymus**, et sous l'influence de cet environnement, se différencient en **précurseurs de lymphocytes T.** Cette différenciation se fait en plusieurs étapes (*cf. partie Thymus*), elle permet, au fur et à mesure, d'acquérir **des protéines de surface** (des Ag) pour aboutir au **lymphocyte T mature :**

- **Le TCR** (T Cell Receptor) : c'est une glycoprotéine constituée de 2 chaines qui reconnait l'Ag :
  - α et β : 95 % des lymphocytes T
  - γ et δ : 5 % des lymphocytes T
  - Elles sont reliées entre elles par des ponts disulfures. Chaque chaîne ressemble à la structure d'une immunoglobuline
- **CD3 +++** : il permet la transduction du signal de reconnaissance de l'Ag
- **CD4 :** permet une liaison avec le CMH de classe II
- **CD8 :** permet une liaison avec le CMH de classe I
- **CD28 :** permet une liaison avec le CD80 des lymphocytes B (coopération lymphocyte B / T)

##### ii) Rôles

- **Reconnaissance des Ag via le TCR et le CD3** :
  - Si l'Ag est sur un **CMH de type I**, la reconnaissance se fera via un lymphocyte T **CD8** (cytotoxique).
  - Si l'Ag est sur un **CMH de type II**, la reconnaissance se fera via un lymphocyte T **CD4** (2 sous types Th1 et Th2 (helpers).
    - Th1 : Ag microbiens, ... → Synthèse des cytokines **IL-2** (Prolifération des lymphocytes B, des lymphocytes Th1) et de l'**IFN γ** (Active les monocytes et les macrophages)
    - Th2 : Ag parasitaire, allergènes, ... → Synthèse des cytokines **IL-4** (Synthèse d'IgE par les plasmocytes), **IL-5** (croissance des plasmocytes)

#### b) *Lymphocytes B*

##### i) Différenciation

Le **progéniteur CFU-L** se différencie en **progéniteur B** puis en **précurseur de lymphocytes B** dans la **moelle osseuse**. Cette différenciation se fait en plusieurs étapes (*cf. partie Moelle osseuse).* Elle permet, au fur et à mesure, d'acquérir **des protéines de surface** (des Ag) pour aboutir au **lymphocyte B mature :**

- **Le BCR** (B Cell Receptor) (± $10^5$ molécules / Lymphocyte) : c'est une **immunoglobuline** (**IgM** ou **IgD** lorsque le lymphocyte est naïf) **de surface** qui reconnait l'antigène :
  - L'Ig est constituée de 2 chaînes lourdes et 2 chaînes légères.
  - Le BCR est aussi constitué de 2 clusters de différenciation : **CD79a** et **CD79b**. Ils permettent la transduction du signal lorsque l'Ag est reconnu par l'immunoglobuline.
- **CD19 +++** : marqueur présent à tous les stades de différenciation (plasmocyte compris)
- **CD22 +++ :** marqueur présent à tous les stades de différenciation
- **CD20 :** marqueur des cellules matures (Cible de certaines thérapeutiques)
- **CD21 :** marqueur des cellules matures, il régule la prolifération de la lignée B

##### ii) Rôles

La reconnaissance d'un Ag par un lymphocyte B induit **l'activation de ce lymphocyte** et la **production d'immunoglobuline**. Il peut aussi déclencher la transcription de certains gènes.

# II. Organes et tissus lymphoïdes

Les lymphocytes dérivent des **cellules souches hématopoïétiques** de la **moelle osseuse**. Ils vont ensuite finir leur **maturation** dans les **organes lymphoïdes primaires** :

- Les lymphocytes T dans le thymus
- Les lymphocytes B dans la moelle osseuse

Les cellules, une fois matures, exprimant des récepteurs antigéniques (la plupart sont des clusters de différenciation), vont alors se répartir de manière :

- Isolées dans le **sang**, la **lymphe** ou le **thymus**
- Regroupées dans les **organes ou tissus lymphoïdes secondaires**

## 1) Organes lymphoïdes primaires

Les organes lymphoïdes primaires permettent la lymphopoïèse. Les lymphocytes B et T se différencient, prolifèrent et sont sélectionnés (Ne pas réagir au « Ag du soi »).

### a) *La moelle osseuse*

Ce tissu **hématopoïétique** se situe à l'intérieur des os longs et courts (Sternum, os coxaux). La totalité des progéniteurs des cellules sanguines sont issus de **cellules souches** qui logent dans la moelle osseuse. Il n'y a que les lymphocytes B qui y font leur développement à 100 %, les lymphocytes T vont finir leurs développements dans le thymus (90 %).

#### i) La lymphopoïèse B

Cette lymphopoïèse B primaire se fait en **4 étapes** de différenciation grâce à **l'interleukine 7** (IL-7) (*Cf. Lymphocyte B partie Différenciation*) :

- Le **stade lymphocyte pro-B** (progéniteur) : durant cette étape, le lymphocyte **prolifère**, c'est le début d'un **réarrangement génétique** pour produire les **chaînes lourdes** des **IgM** (Chaîne µ) qui sont pour l'instant, **intracytoplasmique**. À la fin de cette étape, on retrouve les protéines de surfaces : **CD79b**, **CD19** et **CD22.**

- Le **stade lymphocyte pré-B** (précurseur) : durant cette étape, il y a la synthèse des chaînes légères d'Ig pour former un pré-BCR. À la fin de cette étape, on retrouve les protéines de surfaces : **CD79b**, **CD19**, **CD22** et CD10 (marqueurs de cellules immatures).

- Le **stade lymphocyte B immature** : durant cette étape, il y a l'expression d'IgM en surface pour former un BCR. Elle peut maintenant reconnaitre des antigènes. Ils vont subir une **sélection négative**, et vont être en contact avec des « Ag du soi » grâce aux cellules stromales. Il y aura alors 3 possibilités :
  - Le lymphocytes B a une **forte affinité** pour l'Ag, il est considéré comme « **auto-réactif** » et il recevra un signal **d'apoptose**.
  - Le lymphocytes B a une **faible affinité** pour l'Ag, il est considéré comme « **apte** » et il pourra **quitter la moelle osseuse** pour aller dans la **circulation sanguine** et **lymphatique** et ainsi, **continuer sa différenciation**.
  - Le lymphocyte B n'a **pas d'affinité** pour l'Ag, il n'y a aucune interaction et il recevra un signal **d'apoptose**.

  À la fin de cette étape, on retrouve les protéines de surfaces : **BCR**, **CD79a**, **CD79b**, **CD19**, **CD20**, **CD21** et **CD22.**

- Le **stade lymphocyte B mature** : grâce à l'épissage alternatif, le BCR pourra être composé soit d'une IgM, soit d'une IgD. Le lymphocyte sera considéré comme naïf tant qu'il n'aura pas rencontrer son Ag. Une fois l'Ag rencontré, le lymphocyte va chercher à produire des Ig plus affines à l'Ag. Ce phénomène se fait par 2 mécanismes : **l'hypermutation somatique** et **commutation isotypique**. Une fois le lymphocyte B activé, il se différencie en **lymphocyte B mémoire** ou en **plasmocyte** (Lymphopoïèse B secondaire).

#### ii) Début de la lymphopoïèse T

*(Cf. Lymphocyte T partie différenciation)*

### b) *Le thymus et la lymphopoïèse T*

C'est le **lieu de la maturation des lymphocytes T** (lorsqu'ils se situent dans le thymus ont les appellent les **thymocytes)**. Il se situe **à la jonction des veines jugulaires** en avant du cœur (compartiment médiastinal). Il est formé de **2 lobes** qui sont composés de **lobules** (structure de base).

Un lobule est composé d'une zone périphérique appelé **cortex** et d'une zone centrale appelée **medulla**.

- Le **cortex** contient 85 % des thymocytes, ils sont **immatures**.
- La **medulla** contient le reste des thymocytes avec un **degré de maturité plus élevé**. On peut y trouver des cellules en voie de dégénérescence qu'on appelle **Corpuscule de Hassall**.

Cette lymphopoïèse T primaire se fait en **<u>4 étapes</u>** de différenciation grâce à **l'interleukine 7** (IL-7) (*Cf. Lymphocyte B partie Différenciation*). Cette différenciation se fait du **cortex à la médulla** :

- Le **<u>stade lymphocyte pro-T</u>** (progéniteur) : durant cette étape, il y a une prolifération des **thymocytes corticaux.** Ils interagissent avec le **stroma thymique** (épithélium thymique). Ils ne portent pas encore de CD4 ou de CD8, on dit qu'ils sont **doubles négatifs**. Il y a la **synthèse de CD3 intracytoplasmique**. À la fin de cette étape, on retrouve les protéines de surfaces : **CD3 intracytoplasmique,** CD44 et CD25.

- Le **<u>stade lymphocyte pré-T</u>** (précurseur) : durant cette étape, il y a principalement un **réarrangement génétique** pour coder la **chaine β** du TCR αβ. En revanche, dans 5 % des cas, ce **réarrangement génétique** code pour la **chaine γ** du TCR γδ. Ce réarrangement génétique permet l'expression d'un **pré TCR membranaire** (Chaine β ou γ + CD3) qui transmet des **signaux de survie** et de **prolifération**. Les **thymocytes corticaux** sont toujours doubles négatifs. À la fin de cette étape, on retrouve les protéines de surfaces : **CD3, pré-TCR,** CD44 et CD25.

- Le **<u>stade lymphocyte T immature</u>** : durant cette étape, il y a un réarrangement génétique des **thymocytes communs** pour la chaîne α du TCR αβ ou la chaîne δ du TCR γδ ce qui aboutit à une **expression membranaire du TCR.**
  Il y a une **double expression** du **CD4** et **CD8** (membranaire), on dit que les thymocytes sont **doubles positifs**. Les thymocytes sont maintenant capables de reconnaitre des Ag, ils vont subir une **<u>sélection positive</u>** dans le **cortex profond** du thymus. Ils sont capables d'interagir, soit avec une **molécule du CMH de type I** (Futur lymphocyte T CD8) soit avec une **molécule du CMH de type II** (Futur lymphocyte T CD4), et ils deviennent des **thymocytes simples positifs** (5 % des thymocytes initiaux). À la fin de cette étape, on retrouve les protéines de surfaces : **CD3, TCR, CD4 et CD8.**

- Le **<u>stade lymphocyte T mature</u>** : durant cette étape dans la **médulla**, les thymocytes simples positives vont subir une **sélection négative** :
  - Le thymocyte a une **forte affinité** pour l'Ag, il est considéré comme « **auto-réactif** » et il recevra un signal **d'apoptose**.
  - Le thymocyte n'a **pas d'affinité** pour l'Ag, il n'y a aucune interaction, le lymphocyte est considéré comme **naïf**, il pourra quitter le thymus pour aller dans les **circulations sanguine** et **lymphatique**.

  Une fois dans la circulation, ils peuvent être activés par un Ag, et vont donc **proliférer** et se **différencier**, soit en **lymphocytes mémoires**, soit en **lymphocytes** exprimant une activité « **helper** » (CD4) ou une activité « **cytotoxique** » (CD8)

### 2) Le réseau lymphatique

#### a) *Le réseau lymphatique*

Les **capillaires lymphatiques** sont présents dans tous les tissus. À l'intérieur de ces capillaires, il y a des valves pour que la lymphe s'écoule dans un seul et même sens : c'est un **réseau à sens unique**.

Ces capillaires débouchent sur des **vaisseaux lymphatiques** qui se réunissent en **vaisseau lymphatique afférent.**
Ces vaisseaux afférents se déversent dans les **ganglions lymphatiques.**
La lymphe sort ensuite des ganglions par un seul et même conduit : **le vaisseau lymphatique efférent.**
Les vaisseaux lymphatiques peuvent se réunir en **conduits lymphatiques**.

Il existe une connexion entre le réseau veineux et lymphatique :

- Le **conduit lymphatique droit** se draine dans **la veine subclavière droite**.
- Le **conduit thoracique** se draine dans **la veine subclavière gauche.**

#### b) *La lymphe*

La constitution de la lymphe se **rapproche de celle du plasma.** Elle transporte uniquement les **leucocytes** (JAMAIS de globule rouge).

Le flux lymphatique est très **lent** pour drainer correctement les tissus sans léser les cellules.
Cela représente environ **15 % du poids corporel**.
Son rôle est :

- De **drainer l'excédent de liquide interstitiel** (éviter les œdèmes)

- D'assurer la filtration des agents pathogènes (**rôle dans l'immunité**)
- D'assurer le **transport des lipides** issus de la digestion via les vaisseaux chylifères

### 3) Tissus et organes lymphoïdes secondaires

#### a) *Les ganglions lymphatiques*

Ce sont des **organes encapsulés blancs nacrés d'aspect réniforme** qui peuvent mesurer **quelques millimètres à 2 centimètres**. Les plus gros ganglions sont appelés **sentinels**, ils contrôlent un territoire.
Ils sont aussi appelés **nœuds lymphoïdes**.
La lymphe leur est amenée via les **vaisseaux lymphatiques afférents** et est évacuée par le **vaisseau lymphatique efférent**.
Il existe 4 chaînes ganglionnaires dans le corps humain :
- Une cervicale
- Une axillaire
- Une pulmonaire
- Une inguinale

Un ganglion est formé de plusieurs couches :
- Un **sinus marginal** : il se situe sous la capsule qui enveloppe le ganglion. Il est composé de macrophages qui capturent les antigènes.
- Une **zone corticale** (ou cortex) composée de regroupements cellulaires (Lymphocytes B +++) appelés :
  - **Follicule primaire** : il contient des cellules au repos
  - **Follicule secondaire** : il contient des cellules qui se sont activées et qui se multiplient (**centre germinatif**). C'est **l'endroit où débute la réaction immunitaire B dépendante.**
- Une **zone paracorticale** (ou paracortex) composée principalement de lymphocytes T et de cellules présentatrices d'antigène qui expriment le CMH de type II. C'est l'endroit où **débute la réaction immunitaire T** et celle **dépendante des lymphocytes B.**
- Une **zone médullaire** (ou medulla) : Elle contient des macrophages et des cellules présentatrices d'antigène.

Les **centres germinatifs** sont très importants dans la **réponse immunitaire B** (réponse secondaire). Ils se situent dans les **follicules secondaires**. C'est un « amas » de lymphocytes B qui se divisent rapidement, on l'appelle **centroblaste**. Lors de cette division, il peut y avoir un **remaniement des gènes codants pour les immunoglobulines** (Hypermutation somatique et commutation isotypique). Lorsque le centroblaste ralentit sa prolifération, on l'appelle **centrocyte**.

Des **cellules dendritiques** présentent des Ag aux **centrocytes** :
- S'ils ont une faible affinité pour l'Ag, ils meurent par **apoptose.**
- S'ils ont une forte affinité pour l'Ag, ils peuvent capturer l'Ag et le présenter aux lymphocytes T CD4. Cela permet leur **prolifération** et leur **différenciation** en **lymphocytes B mémoires** ou en **plasmocytes**.

#### b) *La rate*

C'est un **organe lymphoïde encapsulé réniforme** qui se situe dans l'hypocondre gauche, sous le gril costal et sous le diaphragme.
Elle est composée de deux tissus :
- La **pulpe rouge** : composée majoritairement de macrophages qui servent à « filtrer » les globules rouges sénescents.
- La **pulpe blanche** : c'est un tissu lymphoïde qui entoure le prolongement des artères spléniques. Il est composé de lymphocytes et de cellules présentatrices d'Ag. Une réaction immunitaire peut s'y déclencher.

#### c) *Les tissus lymphoïdes associés aux muqueuses (MALT)*

C'est un **tissus lymphoïde diffus** qui permet la protection des muqueuses exposées aux pathogènes. Il existe deux catégories :
- GALT (formations lymphoïdes associées à l'appareil digestif) qui comprennent notamment
  - **Les amygdales** : elles constituent l'anneau de Waldeyer :
    - Les tonsilles pharyngiennes
    - Les tonsilles palatines
    - Les tonsilles linguales
  - **Les plaques de Peyer** situées au niveau de l'iléon et l'appendice.
- BALT (formations lymphoïdes associées aux bronches) situées dans la muqueuse des voies aériennes

Ces formations lymphoïdes peuvent induire **des réactions immunitaires** qui sont le plus souvent **humorale**.

# Item 31

## Réponses immunitaires adaptatives humorales et cellulaires et leurs régulations

**L'immunité adaptative** ou **acquise** est **spécifique** d'un antigène (Ag). A chaque rencontre avec l'Ag, elle **améliore son affinité** et **son efficacité**.

Ses 2 caractéristiques sont qu' :

- Elle est **spécifique**
- Elle a une **mémoire**

Un Ag est une molécule reconnue (protéine, polysaccharide, dérivés lipidiques) par le système immunitaire (SI) comme du « non soi ». Il en existe plusieurs catégories :

- **Xénoantigènes** : Ag provenant d'une autre espèce
- **Alloantigènes** : Ag provenant de la même espèce mais d'un individu différent
- **Autoantigènes** : Ag propre à l'hôte pouvant être reconnu comme du « non soi » dans le cadre des maladies immunitaires
- **Haptène** : fragment d'Ag qui est reconnu par le SI que s'il est porté par une plus grosse protéine.

Le SI ne reconnait pas la totalité de l'Ag, mais seulement une fraction appelée **déterminant antigénique** ou **épitope**.

## I. Réponse immunitaire adaptative cellulaire

**Reconnaissance de l'Ag**

1. Les macrophages reconnaissent un Ag sur le lieu de l'infection ou de l'inflammation.
2. Production de **cytokines inflammatoires** : IL-1, IL-6 et TNFα.
3. En réponse aux cytokines inflammatoires, les cellules sur le lieu de l'inflammation, produisent des **cytokines chimiotactiques**.
4. En réponse aux cytokines chimiotactiques, des **polynucléaires neutrophiles**, des **monocytes**, des **cellules dendritiques** et des **macrophages** en plus, se ramènent sur le lieu de l'inflammation.
5. Les cellules dendritiques (cellule présentatrice d'Ag = CPAg) sur place, **internalisent** et **apprêtent** l'Ag.
6. Migration et maturation des cellules dendritiques vers le ganglion :
   - Augmentation de volume,
   - Perte et acquisition de certains récepteurs,
   - Expression membranaire de CMH de classe I et II,
   - Apparition des CD80 et CD86
7. **Présentation des peptides immunogènes** via un CMH de classe I et II dans les veinules du paracortex du ganglion.

### Phase d'induction : présentation de l'Ag

#### Lymphocyte T (LT) CD4

1. **1$^{er}$ signal d'activation** : Présentation de **l'Ag** à un **LT CD4 naïf** via le **CMH de classe II** et le couple **TCR/CD4 du LT**
2. **2$^{ème}$ signal d'activation** : Interaction entre molécules d'adhésion

| CPAg | LT CD4 |
|---|---|
| CD80 / CD86 (B7) | CD28 |
| CD58 (Intégrine LFA3) | CD2 |
| CD54 (ICAM-1) | CD11 (LFA1) |

3. **3$^{ème}$ signal d'activation :** sécrétion de cytokines par la CPAg (**IL-2,** IL-6 et **IL-12**). Prolifération et différenciation des LT CD4 naïf en **LT CD4 effecteurs** (lymphocytes Th = L Th) **de sous classe Th1** et en LT CD4 mémoire
4. Quelques temps après, pour **freiner la réaction** immunitaire le LT exprime d'autres molécules de co-stimulation qui génèrent des signaux négatifs :

| CPAg | LT CD4 |
|---|---|
| CD80 / CD86 (B7) | CD152 (CTLA- 4) |
| CD40 | CD40L (CD40 ligand = CD154) |

#### LT CD8

1. **1$^{er}$ signal d'activation** : Présentation de **l'Ag** à un **LT CD8 naïf** via le **CMH de classe I** et le couple **TCR/CD8 du LT**
2. **2$^{ème}$ signal d'activation** : Interaction entre molécules d'adhésion

| CPAg | LT CD8 |
|---|---|
| CD80 / CD86 (B7) | CD28 |
| CD70 | CD27 |
| OX40L | OX40 |

3. **3$^{ème}$ signal d'activation** : sécrétion de cytokines par la CPAg (**IL-2, IL-12** et IFN). Prolifération et différenciation des LT CD8 naïf en **LT CD8 cytotoxique** et en **LT CD8 mémoire**
4. Quelques temps après, pour **freiner la réaction** immunitaire le LT exprime d'autres molécules de costimulation qui génèrent des signaux négatifs :

| CPAg | LT CD8 |
|---|---|
| CD80 / CD86 (B7) | CD152 (CTLA- 4) |
| CD40 | CD40L (CD40 ligand = CD154) |

### Coopération cellulaire entre les LT CD4 et les LT CD8

#### LT CD4 naïf

1. Le LT CD4 naïf sécrète de l'IL-2
2. Le LT CD8 naïf reconnait l'IL-2
3. Renforce son activité, sa prolifération et sa différenciation en LT CD8 cytotoxique et LT CD8 mémoire

#### LT CD4 Th1

1. Le LT CD4 Th1 active la CPAg
2. La CPAg exprime plus de protéine de costimulation
3. La CPAg active le LB CD8 naïf
4. Renforce son activité, sa prolifération et sa différenciation en LT CD8 cytotoxique et LT CD8 mémoire

| Sous classe des LT CD4 effecteurs ou LT helper ou LT auxiliaires | | | |
|---|---|---|---|
| **L Th** | **Cytokines nécessaires à l'orientation** | **Cytokines sécrétées** | **Fonction** |
| **L Th 0 = naïf** | ∅ | ∅ | ∅ |
| **L Th 1** | IL-12 et IFNγ | IL-2 et IFNγ | **<u>Réponse cellulaire</u>**<br>– Reconnaissance des Ag présentés par les CPAg phagocytaires<br>– Activation de LT CD8 et des lymphocytes NK<br>– Réponse à des pathogènes intracellulaires<br>– Oriente les plasmocytes à produire des IgG2 |
| **L Th 2** | IL-4 | IL-4, IL-5, IL-10 et IL-13 | **<u>Réponse humorale</u>**<br>– Différenciation des LB en LB mémoires et plasmocytes producteurs d'IgA, d'IgG1, d'IgG3, d'IgG4, et d'IgE<br>– Activation de LT CD8 et des lymphocytes NK<br>– Réponse à des parasitoses et des allergies |
| **L Th 17** | TGF-β et IL-6 | IL-6, IL-17 et IL-22 | **<u>Réponse inflammatoire</u>**<br>– Réponse à des bactéries extracellulaires et des champignons |
| **LT régulateur ou LTreg** | TGF-β et IL-2 | IL-10, IL-35 et TGF-β | – Contrôle de la réponse immunitaire et de l'inflammation |

| Phase d'activation | |
|---|---|
| **LT CD4 Th1** | **LT CD8 cytotoxique** |
| 1. Ils quittent les ganglions lymphoïdes pour aller dans la zone de l'inflammation<br>2. Reconnaissance des Ag à la surface des macrophages via le **<u>CMH de classe II</u>** et le couple **<u>TCR/CD4</u> du LT**<br>3. Reconnaissance du CD40 à la surface du macrophage via le CD40L<br>4. Sécrétion par le LT CD4 Th1, d'IFNγ et de TNFα<br>5. **Activation macrophagique** via ses récepteurs au TNF et à l'IFN :<br>– **Augmentation de leur pouvoir bactéricide** (espèces réactives de l'oxygène, NO, enzyme protéolytique ...)<br>– **Augmentation de l'expression membranaire de CMH de classe II** et de récepteurs au fragment Fc des IgG<br>6. **<u>Boucle d'amplification</u>** : Augmentation de la phagocytose et de la reconnaissance d'Ag | 1. Ils quittent les ganglions lymphoïdes pour aller dans la zone de l'inflammation<br>2. Reconnaissance des Ag à la surface des cellules du tissu infecté via le **<u>CMH de classe I</u>** et le couple **<u>TCR/CD8</u> du LT**<br>3. Formation d'une « **synapse lytique** » par adhérence avec les cellules infectées. Cette adhérence est possible grâce à une protéine membranaire du LT CD8 appelé **Fas** (CD95). On retrouve son ligand, CD178, sur la membrane de la cellule infectée<br>4. Sécrétion par le **LT CD8 cytotoxique** de (Mécanisme calcium dépendant) :<br>– **Perforine** : complexe d'attaque membranaire qui forme un canal transmembranaire dans la cellule infectée et permet au granzyme de pénétrer dans la cellule<br>– **Granzyme** : induit une défragmentation de l'ADN par activation des caspases qui conduit à l'apoptose.<br>5. **<u>Infection terminée</u>** : suicide de LT CD8 |

## II. Lymphocytes NK

Les **lymphocytes tueurs naturels** (LNK : Lymphocyte natural killer) sont des lymphocytes entre l'immunité innée et adaptative. Ses marqueurs protéiques sont **CD56** et **CD57**. Ils permettent de déclencher l'apoptose de :
- Cellules tumorales
- Cellules infectées par un virus ou une bactérie intracellulaire
- Cellules n'exprimant pas ou peu de CMH de classe I. Pas de marqueurs du « soi ».

### 1) Activation

Ils exercent leurs activités grâce à des récepteurs activateurs et inhibiteurs. Pour activer un LNK, il faut que ses récepteurs activateurs et inhibiteurs, aient trouvés leurs ligands.

| Récepteurs activateurs | Récepteurs inhibiteurs |
|---|---|
| Ils permettent la transduction de signal intracellulaire impliquant un motif **ITAM** : activation de kinases intracellulaires | Ils permettent la transduction de signal intracellulaire impliquant un motif **ITIM** : activation de phosphatases intracellulaires |
| – **Récepteur NCR** (Natural Cytotoxicity Receptor) : il reconnait des molécules de stress cellulaire<br>– **CD16** : récepteur au fragment Fc des Ig. Il reconnait les IgG combinées à une cellule cible | – **Récepteur KIR** (Killer cell Ig like Receptor) : il reconnait le CMH de type I classique<br>– **CD94** : il reconnait CD159a (CMH de classe I non classique) |

Leur activation et leur prolifération sont régulées par la synthèse d'IL-12, d'IL-15 et d'IFN par les cellules dendritiques. Alors que l'IL-2 sécrétée par les LT, contribue à leur survie.

### 2) Cytotoxicité

Les LNK sont cytotoxiques de 4 façons différentes :

| Exocytose de granules | Sécrétion de cytokines | Fas (CD95) / FasL (CD178) | CD16 |
|---|---|---|---|
| – Perforine<br>– Granzyme | – IFN-γ<br>– TNFα | Formation d'une « synapse lytique » | Cytotoxicité dépendante des Ac (ADCC) |
| **APOPTOSE** | | | |

## III. Réponse immunitaire adaptative humorale

### 1) Réponse aux antigènes thymo-indépendants

Les <u>**Ag thymo-indépendants**</u> peuvent activer un **lymphocyte B** (LB) sans aide d'un **lymphocyte T** (LT) (**sans costimulation**).

Il existe 2 types **d'Ag thymo-indépendants** :
- **De type 1** : Ce sont pour la plupart des <u>composants</u> de la paroi bactérienne comme le LPS.
- **De type 2** : Ce sont de <u>grandes molécules</u> avec une <u>répétition de déterminants antigéniques</u> (épitope) comme le polysaccharide des parois bactériennes.

Le **LB** reconnait un **Ag** via son **BCR** et les deux clusters de différenciation**, CD79a et CD79b,** qui permettent la **transduction du signal** d'activation. **L'activation** du **LB** entraine sa différenciation en **plasmocyte** qui produit des <u>**IgM**</u> **de faible affinité** pour l'Ag. Sans **coopération cellulaire** entre le LT et le LB, il n'y a pas **d'hypermutation somatique**, donc <u>**pas d'amélioration de l'affinité des anticorps**</u> (Ac = immunoglobuline).

### 2) Réponse aux antigènes thymo-dépendants

Les <u>**Ag thymo-dépendants**</u> sont des **Ag protéiques (peptides)** qui ont besoin d'une **costimulation LB/LT** pour être reconnus et **déclencher une réponse immunitaire**. Cette costimulation se fait via des contacts membranaires, des médiateurs solubles ou des cytokines.

| La coopération cellulaire ou co-stimulation | |
|---|---|
| **Dans la zone paracorticale d'un ganglion lymphatique** | |
| 1. **L'Ag** arrive dans un **ganglion** via le réseau lymphatique | |
| **Dans la zone paracorticale** | **Dans le follicule primaire** |
| 1. Une **CPAg** reconnait l'Ag.<br>2. **L'Ag** est internalisé, apprêté et présenté par la **CPAg** via un **CMH de classe II.**<br>3. Présentation de **l'Ag** à un **LT CD4 naïf** via le **CMH de classe II** et le couple **TCR/CD4 du LT**<br>4. Prolifération et différenciation du **LT CD4 naïf** en **LT CD4 mémoire** et en **LT CD4 activé** | 1. Le **LB** reconnait un **Ag** via son **BCR** et le **CD79a/CD79b** (un autre déterminant du même Ag que le LT)<br>2. Activation du LB : <u>**1er signal d'activation du LB**</u><br>3. **L'Ag** est internalisé, apprêté et présenté par le **LB** via un **CMH de classe II.** (1er signal d'activation du LB).<br>4. Le LB rejoint la zone paracorticale. |
| 1. Le **LB** présente **l'Ag** au **LT CD4 activé**, il y a plusieurs **interactions membranaires (<u>2ème signal d'activation</u>** pour le LB) :<br>– CMH de type II - TCR/CD4<br>– CD80/CD86 (B-7) - CD28<br>– CD40 - CD40L (CD40 ligand = CD154)<br>2. Le **LT CD4 activé** sécrète des cytokines d'activation reconnues par le **LB** en fonction de sa sous classe (LT CD4 Th).<br>3. Sous l'action de l'IL-2, le LB prolifère et se différencie en plasmocyte et en LB mémoire.<br>4. Sécrétion d'IgM par les plasmocytes. | |
| **Dans la zone corticale d'un ganglion lymphatique (follicule secondaire)** | |
| 1. Certains LB, retournent dans le cortex, pour former un **follicule secondaire** composé de **centres germinatifs.**<br>2. Maturation de la réponse adaptative dans un centre germinatif en fonction des cytokines sécrétées par le LT CD4 Th :<br>– <u>**Amas de LB qui se divisent rapidement = centroblaste** (zone sombre)</u> :<br>Dans cette zone, les LB subissent **l'hypermutation somatique** et la **commutation isotypique** (permet la production d'IgG, IgA et d'IgE)<br>– <u>**LB qui ne se divise plus + LT folliculaires + cellules dendritiques folliculaires**</u> = <u>**centrocyte**</u> (zone claire)<br>Dans cette zone, cela permet au LB d'interagir avec les LT et les cellules dendritiques folliculaires, pour continuer la prolifération et la différenciation en plasmocytes et en LB mémoires.<br>3. Sécrétion d'IgG, d'IgA ou d'IgE par des plasmocytes. | |

**Commutation de phase**

Elle est constituée de 2 phases :
- **L'hypermutation somatique** : augmentation de l'affinité de l'Ig de surface (BCR) pour un Ag
- **La commutation isotypique** : permet la production de nouvelles immunoglobulines à partir de l'IgM (IgG, IgA et IgE). Elle dépend des cytokines sécrétées par le LT folliculaire.
  Chaque Ig a des fonctions différentes. *Cf. cours sur les immunoglobulines*

| Types d'Immunoglobulines | Cytokines sécrétées par le LT folliculaire nécessaires |
|---|---|
| IgG | IL-4, IL-5, IL-10 et IFN-γ |
| IgA | IL-5, IL-10 et TGFβ |
| IgE | IL-4, IL-13 |

### 3) Cytotoxicité dépendante des anticorps (ADCC)

- Les Ig vont se fixer sur des Ag d'un pathogènes. Les PNN, les macrophages, les PNEo et LNK possèdent un récepteur à la partie Fc des Ig.
- Lorsqu'ils se fixent sur une Ig, ils s'activent, et peuvent exercer leurs fonctions :
  - PNN : dégranulation et phagocytose
  - PNEo : dégranulation
  - LNK : cytotoxicité
  - Macrophage : phagocytose

# Section IV : Éléments de séméiologie et de pathologie. Biologie appliquée à la clinique

# Item 32

## Asthme et allergies

# Asthme

## I. Définition

C'est une maladie **inflammatoire chronique** due à une **bronchoconstriction des voies aériennes inférieures** (diminution du diamètre des bronches) associant :

- Des symptômes respiratoires paroxystiques
- Une obstruction des voies aériennes réversibles

**L'inflammation** est due à une **infiltration de la muqueuse bronchique** par des **PNEo**, des **LT** et des **mastocytes**.

La **bronchoconstriction** est **un spasme musculaire lisse bronchique**, lors de **l'expiration**, ce qui entraine une symptomatologie :

- **Dyspnée** expiratoire
- **Toux**
- **Sifflements**
- **Oppression thoracique**

L'**hyperréactivité bronchique** est une **bronchoconstriction** exagérée lors de l'exposition à divers stimuli :

- Pharmacologique : la métacholine qui active les récepteurs muscariniques
- Physique : air froid ou chaud par exemple

Il existe 2 types d'asthme :

- Un **asthme allergique** : HS de type 1 (IgE dépendant).
- Un **asthme non allergique** dû à une hyperréactivité bronchique :
  - Induit par l'exercice
  - Induit par les leucotriènes : AINS
  - Induit par un irritant inhalé

## II. Epidémiologie

- Prévalence qui **augmente** au fur et à mesure des années
- Meilleure détection clinique
- 1 000 décès / an
- Facteurs déclenchants :

| | |
|---|---|
| **Non allergique** | – Tabac<br>– Pollution<br>– Solvants volatiles<br>– Effort physique : inhalation de grandes quantités d'air froid<br>– Hormones : dues à une carence en oestrogènes par exemple<br>– Stress<br>– Infections pulmonaires<br>– Reflux gastro-œsophagien |
| **Allergique** | – **Pneumoallergène** se fixant sur les IgE : acariens, poils et salive de chat, pollens, moisissures, farines, ciment<br>– **Trophoallergènes** : médicaments, aliments |

## III. Physiopathologie et clinique

### 1) Physiopathologie

3 critères :
- **Inflammation bronchique chronique**
- **Remodelage de la structure des voies aériennes**
- **Hyperréactivité bronchique**

| Asthme allergique | Asthme non allergique |
|---|---|
| *Cf. Hypersensibilité immédiate de type 1* | – **Induit par l'exercice** : l'hyperventilation entraîne un refroidissement et une déshydratation des bronches = libération de médiateurs inflammatoires<br>– **Aspirine et AINS** : synthèse de leucotriènes (EI)<br>– **Irritants inhalés** : cytotoxicité |

### 2) Clinique

- Asthme : Gêne respiratoire, dyspnée, sifflements, oppression thoracique, toux (< 20 minutes et réversibles)
- Exacerbations : augmentation des symptômes durant 2 jours ou plus, ne réagissant pas aux agonistes β2, et nécessitant une modification du traitement.

## IV. Diagnostic

### 1) Classification

| | |
|---|---|
| **Asthme intermittent** | – Crise diurne ≤ 1 fois / semaine<br>– Crise nocturne ≤ 2 fois / mois<br>– Pas de symptômes entre les crises<br>– Pas d'impact sur les activités quotidiennes<br>– VEMS > 80 % des valeurs théoriques<br>– Exacerbations ≤ 1 fois / an |
| **Asthme persistant léger** | – Crise diurne >1 fois / semaine et < 1 fois /jour<br>– Crise nocturne > 2 fois / mois<br>– Léger impact sur les activités quotidiennes et sur le sommeil<br>– VEMS > 80 % des valeurs théoriques<br>– Exacerbations ≤ 2 fois en 6 mois |
| **Asthme persistant modéré** | – Crise diurne quotidienne<br>– Crise nocturne > 1 fois / semaine<br>– Impact modéré sur les activités quotidiennes<br>– 60 % < VEMS < 80 % des valeurs théoriques<br>– Exacerbations ≤ 2 fois en 6 mois |
| **Asthme persistant sévère** | – Crises diurnes permanentes<br>– Crises nocturnes fréquentes<br>– Impact fort sur les activités quotidiennes et sur le sommeil<br>– VEMS < 60 % des valeurs théoriques<br>– Exacerbations > 2 fois en 6 mois |

### 2) Questionnaire ACT

Il permet d'évaluer le **contrôle de l'asthme** par les traitements. Il est composé de **5 questions** :

- Au cours des 4 dernières semaines, votre asthme vous a-t-il empêché(e) de faire vos activités au travail, à l'école / université ou chez vous ?
- Au cours des 4 dernières semaines, avez-vous été essoufflé(e) ?
- Au cours des 4 dernières semaines, les symptômes de l'asthme (sifflements dans la poitrine, toux, essoufflement, oppression ou douleur dans la poitrine) vous ont-ils réveillé(e) la nuit ou plus tôt que d'habitude le matin ?
- Au cours des 4 dernières semaines, combien de fois avez-vous utilisé votre inhalateur / aérosol-doseur de secours ?
- Comment évalueriez-vous votre maîtrise de l'asthme au cours des 4 dernières semaines ?

Le patient doit noter chaque question de 1 (gêne à respirer) à 5 points (pas de gêne). Au plus le score est **élevé** et au plus **l'asthme est contrôlé** :

- Score entre 20 e 25 : bon contrôle
- Score entre 15 et 19 : contrôle partiel
- Score < 15 : asthme non contrôlé, il faut revoir les traitements et passer au pallier suivant.

| | |
|---|---|
| **Palier 1** | – Agoniste β2 à courte durée d'action à la demande<br>– Pas de traitement de fond |
| **Palier 2** | – Agoniste β2 à courte durée d'action à la demande<br>– Corticostéroïde inhalé (CSI) à faible dose |
| **Palier 3** | – Agoniste β2 à courte durée d'action à la demande<br>– Corticostéroïde inhalé à faible dose<br>– Agoniste β2 d'action prolongée (ou antagoniste des récepteurs aux leucotriènes) |
| **Palier 4** | – Agoniste β2 à courte durée d'action à la demande<br>– Corticostéroïde inhalé à forte dose<br>– Agoniste β2 d'action prolongée (ou antagoniste des récepteurs aux leucotriènes ou un inhibiteur des phosphodiestérases)<br>– Anticholinergique si les exacerbations sont fréquentes |
| **Palier 5** | – Agoniste β2 à courte durée d'action à la demande<br>– Corticostéroïde inhalé à faible dose<br>– Agoniste β2 d'action prolongée (ou antagoniste des récepteurs aux leucotriènes ou un inhibiteur des phosphodiestérases)<br>– Anticholinergique si les exacerbations sont fréquentes<br>± anti-IL-5<br>± anti-IgE<br>± Désensibilisation spécifique |

### 3) Débitmètre de pointe

Il est utilisé pour évaluer le contrôle de la crise d'asthme au quotidien : il permet de mesurer **le débit expiratoire de pointe** (DEP) lors d'une crise.

Le patient doit expirer à l'intérieur de façon énergique, par la force de l'expiration, un indicateur est poussé vers l'arrière :

- Zone verte : 80 à 100 % de la valeur de référence
- Zone orange : 50 à 80 % de la valeur de référence
- Zone rouge : < 50 % de la valeur de référence, il faut appeler les urgences, cela veut dire que le patient fait une crise d'asthme aiguë sévère
- Valeur de référence : ± 500 L/min, elle est en réalité déterminée individuellement par le médecin

### 4) Exploration Fonctionnelle Respiratoire

Elle est composée de 3 examens :
- La **spirométrie**
- La **mesure des volumes pulmonaires**
- la **mesure de la capacité de diffusion du monoxyde de carbone**

La **spirométrie** est une mesure physiologique pour évaluer **l'expiration** et **l'inspiration** d'un patient au cours du temps. Elle détermine, lors d'une expiration forcée :
- le **Volume Expiré Maximal en une Seconde** : VEMS
- la **Capacité Vitale Forcée** : CVF
- le **Débit Expiratoire de Pointe** : DEP
- le **Débit Expiratoire Maximal** : DEM

Elle détermine, lors d'une inspiration forcée, la **Capacité Vitale** : CV

### 5) Bilan

| Origine de l'asthme | Gravité et contrôle de l'asthme | Détection des asthmes à risques |
|---|---|---|
| – Non allergique<br>– Allergique : Prick test et dosage des IgE | – Nombre de crise<br>– Score ACT<br>– Spirométrie : VEMS, CV<br>– Radio thoracique<br>– TDM thoracique | – Antécédents des crises aiguës sévères<br>– Abandon des traitements de fond |

## V. Traitements

### 1) Agoniste β2

| | | |
|---|---|---|
| **β2 d'action brève** | Traitement de **crise** ou **prévention** de l'asthme avant l'effort<br>Inhalation : **1ère intention**<br>– **Terbutaline** (Bricanyl turbuhaler®) : Poudre pour inhalation sans gaz propulseur<br>– **Salbutamol** (Ventoline®) : Flacon aérosol (si pb de coordination mains/poumons, on peut utiliser une chambre d'inhalation)<br>**1 à 2 bouffées** en cas de crise à renouveler maximum 10 à 15 fois / jours | Traitement de **crise** d'asthme **aiguë sévère**<br>SC et IV :<br>– **Terbutaline** (Bricanyl®)<br>– **Salbutamol** (Salbumol fort®)<br>Attention : il y a un **effet systémique** (agoniste β1), on craint une augmentation du débit cardiaque.<br>On y ajoute souvent une **oxygénothérapie** et corticoïdes injectables. |
| | – Effet rapide<br>– Durée d'action : 4 à 6 h | |
| **β2 de longue durée d'action** | Traitement de **l'asthme persistant modéré à sévère**<br>Inhalation :<br>– **Salmétérol** (Serevent®) : Flacon aérosol ou poudre pour inhalation<br>– **Formotérol** (Foradil®) : Poudre pour inhalation<br>*Per os* : 1 comprimé matin et soir<br>– **Terbutaline** LP (Bricanyl LP®)<br>– **Bambutérol** (Oxeol®) | |

<table>
<tr><td>Mécanisme d'action</td><td colspan="3"><u>Agoniste des récepteurs β2</u><br>1. Activation du récepteur β2 couplé à une protéine Gs<br>2. Stimulation de l'adénylate cyclase<br>3. Augmentation de l'AMPc<br>4. Activation de la kinase A<br>5. Déphosphorylation des chaînes légères de myosines<br>6. Relaxation rapide des fibres lisses bronchiques = BRONCHODILATATION</td></tr>
<tr><td rowspan="2">Effets indésirables</td><td><u>Forme inhalée</u> :<br>– Toux d'irritation à cause du gaz ou de la poudre<br>– Peu de passage systémique</td><td colspan="2"><u>Forme injectable et per os</u> :<br>– <u>Agoniste β1</u> : tachycardie sinusale, palpitations<br>– <u>Agoniste β2 périphérique</u> : hypotension, tremblement, hyperglycémie, hypokaliémie, sueurs</td></tr>
<tr><td colspan="3"><u>Tachyphylaxie</u> : épuisement de l'effet si utilisation au long cours. Diminution des récepteurs β2 par « feed back » négatif.</td></tr>
<tr><td>Contre-indications</td><td><u>Pour la forme IV ou per os :</u><br>– Hypersensibilité<br>– Femme enceinte : risque d'accouchement prématuré<br>– HTA sévère<br>– Cardiopathie</td><td>Précaution d'emploi</td><td>– Enfants<br>– Propranolol<br>– Hyperthyroïdie<br>– Arythmie, HTA<br>– Diabète<br>– Su</td></tr>
</table>

### 2) Anti-cholinergiques

<table>
<tr><td>Médicaments</td><td><u>Traitement des exacerbations</u><br><u>Courte durée d'action</u> : Ipratropium (Atrovent®)<br>– Durée d'action : 20 minutes<br><br><u>Longue durée d'action</u> : Tiotropium (Spiriva®, Spiolto®)<br>– 1 à 2 bouffées / 24h<br>– Durée d'action 24h<br><br><u>Traitement de crise</u> : Fénotérol + Ipratropium (Bronchodual®)<br>– 1 à 2 bouffées<br>– Durée d'action : 4h</td></tr>
<tr><td rowspan="2">Mécanisme d'action</td><td><u>Antagoniste des récepteurs M3 bronchiques (parasympatholytique) :</u><br>– Opposition au spasme bronchique : BRONCHODILATATION<br>– Diminution des sécrétions bronchiques</td></tr>
<tr><td><u>Physiologie du récepteur M3 :</u><br>1. Activation du récepteur M3 couplé à une protéine G0 par l'acétylcholine<br>2. Activation de la Phospholipase C<br>3. Production d'IP3<br>4. Libération de calcium<br>5. Liaison du calcium à la calmoduline<br>6. Activation de MLCK (Myosin light chain kinase)<br>7. Phosphorylation des chaînes légères de myosine = BRONCHODILATATION</td></tr>
<tr><td>Effets indésirables</td><td>– Peu d'effets systémiques atropiniques<br>– Sécheresse buccale<br>– Mydriase</td></tr>
</table>

| | | | |
|---|---|---|---|
| **Contre-indications** | – Hypersensibilité<br>– Nouveau-né, nourrisson et enfant<br>– Atropine<br>– Glaucome à angle fermé | **Précaution d'emploi** | – Morphiniques<br>– Médicaments atropiniques |

### 3) Inhibiteurs non sélectifs des phosphodiestérases

| | |
|---|---|
| **Médicaments** | Traitement de **l'asthme aiguë grave**<br><br>Injectable : **Aminophylline**<br>– Combinaison de théophylline anhydre et d'éthylène<br>– Hospitalisation du patient avec oxygénothérapie<br>– Perfusion lente (adapter la posologie en fonction de la théophyllinémie : surveillance régulière)<br>– Surveillance CV : ECG<br><br>*Per os* LP : **Théophylline** (Dilatrane®, Tedralan®)<br>– Dérivé xanthique<br>– Pic de concentration entre 4 et 10h<br>– T1/2 : entre 12 et 24h<br>– En 1 à 2 prises<br><br>*Per os* sirop : **Théophylline** (Dilatrane® 1 %)<br>– 3 à 4 fois / jour<br>– T1/2 : entre 4 et 7h |
| **Mécanisme d'action** | **Inhibiteur non sélectif des phosphodiestérases :**<br>– **Plusieurs iso-enzymes**<br>– **Iso-enzyme de type III : BRONCHODILATATION,** arythmie, tachycardie<br>– **Iso-enzyme de type IV :** effet anti-inflammatoire<br>– **Autres iso-enzymes :** effets indésirables |
| **Effets indésirables** | **Pharmacocinétique non linéaire :**<br>– Dosage de la théophyllinémie 2 heures après une prise, si on change de posologie, il faut attendre 4 à 5 t1/2 |
| | – **Faible marge thérapeutique** : 10 – 15 mg/L<br>– 20 à 40 mg/L : céphalée, insomnie, nervosité, anxiété, tachycardie, nausée, douleur gastrique, anorexie<br>– **Intoxication** > 40 mg/L : vomissement, désorientation, convulsion et arythmie |
| | – **Risque d'inhibition ou d'induction enzymatique :** Rifampicine, anticonvulsivant, millepertuis, tabac<br>– **Risque de surdosage si :** IR, IH, IC, enfant, personne âgée, obèse |

| | | | |
|---|---|---|---|
| **Contre-indications** | – Hypersensibilité<br>– Enfant < 2,5 ans<br>– Porphyrie aiguë<br>– Millepertuis | **Précaution d'emploi** | – IH<br>– IR<br>– IC<br>– Erythromycine |

### 4) Antagonistes des récepteurs aux leucotriènes

| | | |
|---|---|---|
| **Médicaments 1cp / jour** | Traitement des **asthmes persistants mal contrôlés** (traitement de fond) | |
| | **Montélukast** (Singulair®) *per os* | **Zileuton** (Zyflo®) |
| **Mécanisme d'action** | **Antagoniste des récepteurs aux leucotriènes** | **Inhibiteur de la 5 lipo-oxygénase** |
| | – **BRONCHODILATATION**<br>– **Effet anti-inflammatoire**<br>Traitement de fond de l'asthme provoqué par les AINS | |
| **Effets indésirables** | – Céphalées<br>– Douleurs abdominales | |
| **Contre-indications** | – Hypersensibilité<br>– Nouveau-né, nourrisson et enfant de moins de 6 ans | |

### 5) Glucocorticoïdes

| | | | |
|---|---|---|---|
| **Médicaments** | Traitement de fond de l'**asthme** non contrôlé | | |
| | Inhalation<br>– **Béclométasone**<br>– **Budésonide**<br>– **Fluticasone**<br>– **Ciclésonide**<br>– **Mométasone** | *Per os*<br>– **Prednisone**<br>– **Prednisolone**<br>– **Méthylprednisolone** | IV<br>– **Méthylprednisolone** |
| **Médicaments en association** | Inhalation<br>– **Salmétérol** + **Fluticasone** (Seretide®)<br>– **Formétérol** + **Budésonide** (Synbicort®)<br>– **Formotérol** + **Fluticasone** (Flutiform®)<br>– **Formotérol** + **Béclométasone** (Innovair®)<br>– **Vilantérol** + **Fluticasone** (Relvar®)<br>– **Indacatérol** + **Mométasone** (Atectura breezhaler®)<br>– **Formotérol** + **Glycopyrronium** + **Béclométasone** (Trimbow®) | | |
| **Mécanisme d'action** | *Cf. cours sur les immunosuppresseurs - corticostéroïdes* | | |
| **Effets indésirables** | Inhalation :<br>– Raucité de la voix<br>– Irritation pharyngée<br>– Candidose buccopharyngée : se rincer (gargarisme) la bouche après la prise<br>– Trouble de la croissance chez l'enfant : freinage hypothalamo-hypophysaire<br>– Prise de poids<br>IV et *per os* :<br>*Cf. cours sur les immunosuppresseurs - corticostéroïdes* | | |
| **Contre-indications** | *Cf. cours sur les immunosuppresseurs - corticostéroïdes* | | |

### 6) Traitement anti allergique

| | | | |
|---|---|---|---|
| **Médicaments** | **<u>Cromones</u>**<br>**Retirés du marché** | **<u>Omalizumab</u>**<br><u>(Xolair®)</u> **SC** | **<u>Anti-IL-5</u>**<br>– **Mépolizumab** (Nucala®)<br>– **Benralizumab** (Fasenra®)<br>– **Reslizumab** (Cinqaero®) |
| **Mécanisme d'action** | – **<u>Omalizumab :</u>** Anticorps monoclonal humanisé de type IgG1 | | – **Mépolizumab :** Ac monoclonal humanisé de type IgG1<br>– **Benralizumab :** Ac monoclonal humanisé de type IgG1<br>– **Reslizumab :** Ac monoclonal humanisé de type IgG4 |
| | Il se fixe aux IgE et empêche leur fixation aux FcεRI sur les basophiles et les mastocytes. Pas de dégranulation des cellules | | Il se lie à la sous-unité alpha du récepteur humain de l'IL-5. Cela entraine l'apoptose des éosinophiles et des basophiles par cytotoxicité cellulaire dépendante des anticorps (ADCC) |
| **Effets indésirables** | – Céphalées<br>– Douleurs abdominales<br>– Douleurs au point d'injection<br>– Hypersensibilité<br>– Arthralgies<br>– Fièvre | | – Hypersensibilité<br>– Infections<br>– Céphalées<br>– Congestion nasale<br>– Eczéma<br>– Dorsalgies<br>– Fièvre<br>– Douleurs au point d'injection |

### 7) Désensibilisation spécifique

Cela consiste **en l'administration d'allergènes** au patient étant sensible à de très faible quantité.
<u>Posologie</u> : 1 fois / jour
- **Acarizax®** : allergies aux acariens et poussières de maison
- **APSI** : allergènes préparés spécialement pour un seul individu

# Allergies

## I. Hypersensibilité

### 1) Hypersensibilité de type 1 : immédiate

#### a) *Définition*

C'est une **réaction immuno-allergique** induite par certains allergènes comme le **pollen**, les **excréments d'acariens**, les **spores** de champignons ou les **squames d'animaux**.

Elle se base sur l'activation des **mastocytes** et la production **d'IgE.** Principalement, on retrouve cette hypersensibilité dans 4 pathologies :
- Le choc anaphylactique (Œdème de Quincke)
- Le rhume des foins
- La dermatite atopique
- L'asthme allergique

Les symptômes sont :
- Un **érythème** : vasodilatation
- Un **œdème** : augmentation de perméabilité vasculaire
- Une **inflammation** : activation de la phospholipase A2

#### b) *Mécanismes*

Cette hypersensibilité se fait en **2 étapes** :
- La **sensibilisation**
- La **phase de déclanchement**

| | |
|---|---|
| **Sensibilisation** | – Elle est cliniquement **silencieuse**<br>1. Reconnaissance de l'antigène (Ag) par les cellules présentatrices d'antigène (CPAg)<br>2. Présentation de l'Ag aux lymphocytes T (LT) CD4 naïf (de type TH0) par le CMH de classe II dans les ganglions ou les organes lymphoïdes secondaires<br>3. Différenciation du LT CD4 naïf en LT CD4 de type TH2 (Le LT CD4 peut aussi être appelé lymphocyte auxiliaire ou lymphocyte helper) et LT CD4 mémoire<br>4. Le LT CD4 TH2 sécrète l'IL-4, IL-5, IL-10 et IL-13 (favorise la production d'IgE).<br>5. **Coopération cellulaire** entre le LT CD4 et le lymphocyte B (LB).<br>6. Activation du LB et différenciation en plasmocyte et en LB mémoire sous l'influence de l'IL-4<br>7. L'environnement provoqué par le LT CD4 TH2, oriente la commutation isotypique vers les IgE<br>8. Production d'IgE par le plasmocyte<br>9. Fixation des IgE sur le plasmocyte via le récepteur Fcε2 (Fcε2R) et sur les mastocytes, polynucléaire basophile (PNB) et polynucléaire éosinophile (PNEo) via le récepteur Fcε1 (Fcε1R) |

| Phase de déclenchement | |
|---|---|
| Phase de déclenchement | 1. Activation des mastocytes lorsqu'un Ag se fixe à plusieurs IgE ancrées à leurs surfaces<br>2. Ce pontage de plusieurs IgE (activation simultanée de plusieurs Fcε1R) induit un flux de calcium<br>3. Activation de la phospholipase A2 (transformation des acides gras membranaires en acides arachidoniques) et libération **<u>des granules préformées</u>** :<br>– **Histamine**<br>– Sérotonine<br>– Héparine<br>– Enzymes : tryptase<br>– Facteurs chimiotactiques : CCL3<br>4. L'acide arachidonique est le substrat des **lipoxygénases** et des **cyclo-oxygénases** pour aboutir à la production de médiateurs lipidiques :<br>– **Leucotriènes** : inflammatoire et bronchoconstricteur<br>– **Prostaglandines** : inflammatoires, elles recrutent les PNB et les PNEo.<br>– **Thromboxanes**<br>5. Sécrétion de cytokines inflammatoires : TNFα, IL-3, IL-4, IL-5, IL-13 et GM-CSF<br>Les mastocytes peuvent aussi dégranuler via :<br>– Des **anaphylatoxines** : C3a, C5a<br>– Des **médicaments** : Morphine, Vancomycine |

#### c) *Rappel*

Les LT CD4 naïfs peuvent, sous l'influence de certaines cytokines, avec la fixation de leurs TCR à un Ag et la fixation de CD28 à CD80/86, se différencier et proliférer en lymphocytes TH effecteurs :
- TH1 : sous l'influence d'IL-12
- TH2 : sous l'influence d'IL4
- TH17 : sous l'influence du TGFβ et d'IL-6
- THreg : sous l'influence du TGFβ

Les 2 sous types les plus importants sont TH1 et TH2 :

| LT CD4 TH1 | LT CD4 TH2 |
|---|---|
| – Défense contre des agents pathogènes intracellulaires<br>– Active les macrophages et les NK<br>– Stimule les LB à sécréter des Ig<br>– Sécrétion IFNγ et du TNFα | – Défense contre des agents pathogènes extracellulaires<br>– Stimule les LB à produire de nombreux type d'Ig<br>– Libère des médiateurs locaux<br>– Sécrétion d'IL-4, IL-5, IL-10 et d'IL-13 |

### 2) Hypersensibilité de type 2 : à anticorps ou cytotoxique

#### a) *Définition*

C'est une **réaction cytotoxique dépendante des anticorps** (Ac) : ces Ac sont dirigés contre des Ag « du soi » à la surface des tissus ou des cellules.

Les anticorps principalement retrouvés dans cette hypersensibilité sont :
- Les IgG / IgM
- Les anticorps opsonisants

On retrouve cette hypersensibilité dans plusieurs pathologies :
- Le choc transfusionnel
- Le rejet aigu de greffe
- La maladie hémolytique du nouveau-né
- Les anémies hémolytiques auto-immunes
- Les cytopénies médicamenteuses
- Les glomérulonéphrites à auto-Ac

#### b) *Mécanismes*

Il existe 2 mécanismes différents :

| | |
|---|---|
| **Lyse par le complément** | – Les Ac (IgG / IgM) se fixent sur des Ag membranaires. Ils activent la **voie classique du complément** jusqu'à formation du **complexe d'attaque membranaire** (MAC) : $\overline{C5b6789}$. Il forme un pore dans la membrane et entraine la mort cellulaire.<br>– **Opsonisation des Ag membranaires** par C3b qui entrainent la phagocytose par les macrophages de la cellule. |
| **ADCC (cytotoxicité dépendante des Ac)** | – Les **Ac** (IgG) sur les **Ag** membranaires sont reconnus par les **polynucléaires neutrophiles** (PNN) via leurs récepteurs Fcε (FcεR). La cellule reconnue par les Ac sera phagocytée.<br>– Si cette cellule est trop grande pour être phagocytée, les PNN libèrent leurs granulations dans le milieu extracellulaire endommageant les tissus avoisinants : on appelle ça « **la phagocytose frustrée** ». |

### 3) Hypersensibilité de type 3 : à complexes immuns ou semi-tardive

#### a) *Définition*

C'est une réaction qui dépend **de complexes immuns (Ag/Ac).** Lorsqu'un complexe se forme, il est, normalement, rapidement éliminé par les cellules phagocytaires comme les PNN.

L'hypersensibilité de type 3 est l'accumulation de ces complexes dans les tissus et les vaisseaux. On les retrouve le plus souvent dans les **glomérules rénaux** et les **articulations**. On l'appelle aussi **maladie à complexes immuns.**

On retrouve cette hypersensibilité dans plusieurs pathologies :

- **Maladie auto-immune** : polyarthrite rhumatoïde, lupus érythémateux disséminé, vascularite ...
- **Infections chroniques** : endocardite infectieuse, paludisme, hépatite virale, lèpre ...
- **Pathologie secondaire à l'inhalation d'Ag** : aspergillus ...

#### b) *Mécanismes*

| | |
|---|---|
| **Déclenchement** | 1. Formations de **complexes immuns** : des IgG ou des IgM se complexent à des Ag solubles<br>2. **Activation** des plaquettes, des polynucléaires basophiles (PNB) et du complément par les complexes Ag/Ac |
| **Complément** | 1. Formation des fragments C3a et C5a (**anaphylatoxines**)<br>2. Activation des basophiles et des mastocytes via leurs récepteurs à C3a et C5a<br>3. Libération des **granules préformées** comme l'histamine<br>4. Libération des facteurs chimiotactiques comme CCL3. C5a a aussi un rôle dans la chimiotaxie, il attire les basophiles, les éosinophiles et les neutrophiles. |
| **Plaquette et basophile** | 1. Activation des plaquettes et des basophiles par les complexes Ag/Ac via leurs récepteurs Fcε<br>2. Libération d'**amines vasoactives** comme la sérotonine<br>3. Rétractation de l'endothélium et augmentation de la perméabilité vasculaire<br>4. **Dépôt de complexes immuns dans les tissus**<br>5. Formation de microthrombi |
| **PNN et macrophage** | 1. Les phagocytes essayent de **phagocyter** les **dépôts de complexes immuns.**<br>2. Ils sont incapables d'internaliser les dépôts (« **phagocytose frustrée** »), ils déversent leurs contenus dont des enzymes de dégradation (celles du mécanisme oxydatif). Cela engendre un **endommagement des tissus locaux.**<br>3. Sécrétion de TNFα, d'IL-1 et de NO par les macrophages<br>– S'il y a un excès de complexes immuns, les cellules phagocytaires peuvent être dépassées, cela favorise le dépôt dans les tissus. |

| | |
|---|---|
| **Facteurs influençant l'élimination** | – Taille des complexes<br>– Classe et affinité des Ac<br>– Valence de l'Ag<br>– Quantités de complexe |
| **Méthodes de diagnostique** | – Précipitation par polyéthylène glycol<br>– Propriété de fixation des complexes immuns au complément<br>– Utilisation de cellules ayant à leur surface des récepteurs pour le Fc des complexes immuns ou pour le complément<br>– Immunofluorescence pour repérer les dépôts d'IgG<br>– Mise en évidence des précipitines par immunoprécipitation<br>– Détection et caractérisation des cryoglobulines |

### 4) Hypersensibilité de type 4 : retardée

#### a) *Définition*

C'est une réaction à **médiation cellulaire** (Dépendante des LT CD4 TH1, monocyte, macrophage). Elle prend plus de 12h pour être au pic de son intensité.

Il existe **3 types d'hypersensibilité de type IV** :
- L'hypersensibilité de contact
- L'hypersensibilité de type tuberculinique
- L'hypersensibilité de type granulomateuse

On retrouve cette hypersensibilité dans **plusieurs pathologies** :
- Dermatite de contact
- Diabète insulino-dépendant
- Sclérose en plaque
- Rejet de greffe retardée
- Thyroïdite d'Hashimoto
- DRESS syndrome
- Infections aux mycobactéries
- Parasitoses comme la Leishmaniose ou la Shistosomiase
- Sarcoïdose

#### b) *Mécanismes*

| | |
|---|---|
| **L'hypersensibilité de contact** | – Antigène inducteur : Haptène<br>– Délais d'apparition : 48 à 72h<br>– Exemple de pathologie : dermatite de contact |
| | **Sensibilisation** :<br>1. L'haptène se fixe à des « protéines du soi »<br>2. Les protéines sont reconnues comme étrangères et sont prises en charge par des cellules présentatrices d'Ag<br>3. Elles sont transportées dans les organes lymphoïdes secondaires et présentées au LT<br>4. Production de LT mémoire |
| | **Activation** :<br>1. $2^{nd}$ exposition : l'Ag est présenté au LT sur place<br>2. Activation et infiltration des cellules mononuclées : LT mémoire, monocytes<br>3. Production d'IFNγ et de TNFα<br>4. Activation des macrophages : amplification de la réponse inflammatoire |

| | | |
|---|---|---|
| **L'hypersensibilité de type tuberculinique** | – Antigène inducteur : Ag soluble<br>– Délais d'apparition : 48 à 72h<br>– Exemple de pathologie : test diagnostique à la tuberculose | |
| | C'est une **réaction cutanée** induite par l'injection d'un Ag. La symptomatologie est due à l'activité de LT et des macrophages :<br>– Gonflement cutanée<br>– Rougeur<br>– Chaleur | |
| **L'hypersensibilité de type granulomateuse** | – Antigène inducteur : Micro-organisme vivant<br>– Délais d'apparition : 21 à 28 jours<br>– Exemple de pathologie : tuberculose ou lèpre | |
| | 1. Persistance des pathogènes dans les macrophages (pathogène intracellulaire)<br>2. Stimulation chronique des LT<br>3. Les LT activent les macrophages<br>4. Formation d'un **granulome** | |

## II. Allergies cutanéomuqueuses

### 1) Choc anaphylactique

#### a) *Définition*

Le choc est une insuffisance circulatoire aiguë qui entraine une hypotension artérielle. Il est caractérisé par :
- **Des troubles hémodynamiques** : une hypotension brutale (pression artérielle systolique < 90 mmHg)
- **Des troubles cutanées** : pâleur, cyanose, froideurs des extrémités
- **Des troubles neurologiques :** troubles de la conscience (confusion comas)

Le choc anaphylactique est une **réaction immunologique** aiguë secondaire à la libération brutale de **médiateurs inflammatoires** par les **mastocytes** tissulaires et les **PNB.**

#### b) *Physiopathologie*

Il existe 2 causes :
- **Réaction anaphylactique IgE dépendante :** *cf. HS de type 1*
- **Réaction anaphylactique IgE indépendant (non allergique)** : Elle est aussi appelée **réaction anaphylactoïde**, il n'y a pas besoin de phase de sensibilisation

#### c) *Etiologie*

Il peut y avoir plusieurs origines :
- Iatrogène : AINS, antibiotique, produit de contraste iodé
- Alimentaire : arachide, protéine de l'œuf
- Organique : venins, latex

#### d) *Diagnostic clinique*

Les 3 principaux critères sont :
- **Angioedème**
- **Urticaire**
- **Malaise** : tachycardie, dyspnée laryngée puis asphyxie

| Manifestations | Symptômes en quelques minutes |
|---|---|
| **Générales** | – **Collapsus cardiovasculaire**<br>– Voire arrêt cardiovasculaire |
| **Respiratoires** | – Rhinite<br>– **Dyspnée**<br>– Bronchospasme |

| | |
|---|---|
| **Neurologiques** | – Céphalées<br>– **Confusion**<br>– Voire comas |
| **Digestives** | – Nausées<br>– Vomissement<br>– Diarrhée |
| **Cutanéomuqueuses** | – Prurit<br>– Flash<br>– **Urticaires**<br>– Œdème de Quincke : **angiodème** à l'histamine |
| **Cardiovasculaires** | 1. Hypotension artérielle<br>2. **Tachycardie compensatrice**<br>3. Extravasation plasmatique dû à la diminution de pression artérielle<br>4. Diminution du débit cardiaque |

Les chocs anaphylactiques sont classés sous 4 grades :
- **Grade 1** : **Signes cutanéomuqueux généralisés** (érythème, urticaire)
- **Grade 2 :** **Atteinte multiviscérale modérée** (grade 1 + hypotension)
- **Grade 3** : **Atteinte multiviscérale sévère** (garde 2 + collapsus cardiovasculaire)
- **Grade 4** : **Arrêt circulatoire et/ou respiratoire**

#### e) *Diagnostique biologique*

Attention : les **prélèvements** doivent être **immédiats** car l'histamine a **un temps de demi-vie** (t1/2) extrêmement **court**.

| **Délai de prélèvement** | **< 30 minutes** | **Entre 30 minutes et 2 heures** | **Supérieur à 24 heures** |
|---|---|---|---|
| **Type de dosage** | Histamine sérique | Tryptase sérique | Tryptase sérique (taux de base) |
| **T1/2** | 15 minutes | 2 heures | 2 heures |

- **Dosage de la méthyl histamine urinaire** jusqu'à 2 heures après le choc
- **Dosage des IgE totales** par radio-immunologie ou par méthode enzymatique
- **Dosage des IgE spécifiques** : un Ag est fixé sur un support, on y ajoute du sérum du patient, puis des Ac anti-IgE marqués. Ce test peut être fait 4 à 6 semaines après le choc.
- **Test d'activation des PNB** : incubation des PNB du patient avec l'allergène incriminé, on fait ensuite une cytométrie en flux pour les repérer.

#### f) *Test cutané*

Le **Prick test** permet de confirmer la sensibilisation à un Ag incriminé :
- On fait pénétrer un Ag dans l'épiderme à l'aide d'une lancette
- On fait un **témoin positif** à l'aide d'une solution de codéine ou d'histamine
- On fait un **témoin négatif** à l'aide d'eau PPI
- **Lecture 15 minutes après** : l'érythème avec l'allergène doit être supérieur de 3 mm de diamètre à celui avec l'eau PPI
- Symptomatologie : Elle s'appelle la **triade de Lewis** (érythème, papule œdémateuse et prurit)
- Ce test doit se faire **sous surveillance médicale**

#### g) *Intradermoréaction*

**L'intradermoréaction** ou **IDR** est pratiquée pour des médicaments suspectés d'être responsable d'une anaphylaxie mais ayant un Prick test négatif :
- Dans le haut du dos en **intradermique**
- Solution avec l'allergène **dilué** en commençant par la dilution au 1/10 000$^{e}$

– Lecture 15 minutes plus tard
– <u>Comparaison avec le témoin positif</u> : la papule avec l'Ag doit au moins **être supérieure à la moitié du diamètre** de celle avec le témoin positif

#### h) *Test de provocation*

Le **test de provocation** consiste en la **réintroduction** de l'Ag suspecté sous surveillance en milieu hospitalier. Il existe des protocoles allergologiques.

#### i) *Traitement*

Un choc anaphylactique nécessite forcément une **<u>hospitalisation</u>**. Selon le grade, le traitement sera différent :
– <u>Grade 1</u> : **anti-histaminique** (Dexchlorphéniramine IV : Polaramine®) + **corticoïdes** (1mg/kg/jour)
– <u>Grade 2 et 3</u> : Ajout **d'Adrénaline** 0,5mg IM + **remplissage** IV + **β2 mimétiques inhalés** (Salbutamol) + **anti-histaminique** + **corticoïdes** (1mg/kg/jour)
– <u>Grade 4</u> : Réanimation

### 2) Dermatite atopique

#### a) *Définition*

La **<u>dermatite atopique</u>** (DA) est une **dermatose inflammatoire <u>prurigineuse</u>, <u>chronique</u>** et **<u>fréquente</u>** survenant sur un terrain atopique.
**<u>L'atopie</u>** est une **prédisposition héréditaire** du système immunitaire à **privilégier des réactions d'hypersensibilité de type 1** IgE dépendant.
Cette pathologie est le résultat entre des **facteurs environnementaux** et un **terrain génétique**.

#### b) *Epidémiologie*

– <u>Enfants</u> : 15 à 30 %
– <u>Adultes</u> : 2 à 10 %
– <u>Survenue</u> :
  • Dans 45 % des cas pendant les 6 premiers mois
  • Dans 60 % des cas pendant la 1ère année
  • Dans 85 % des cas avant l'âge de 5 ans
  • Dans 90 % des cas, la guérison se produit à l'âge adulte mais des résurgences sont possibles

#### c) *Physiopathologie*

| | |
|---|---|
| **Physiologie de la barrière cutanée** | – 4 couches (de l'intérieur vers l'extérieur) :<br>• **<u>Couche basale</u>** : les cellules de l'épiderme se multiplient et se différencient (apparition de kératine). Elles sont serrées les unes contre les autres grâce aux desmosomes.<br>• **<u>Couche épineuse ou de Malpighi</u>**<br>• **<u>Couche granuleuse</u>**<br>• **<u>Couche cornée</u>** : Les cornéocytes (cellules aplaties, allongées, ayant perdu leurs noyaux, serrées les unes contre les autres grâce aux cornéodesmosomes) sont des cellules riches en kératine. Entre les cellules, on trouve une composante lipidique qui retient l'eau dans les tissus.<br>Les **cornéodesmosomes** impliquent des protéines comme la **filaggrine** pour constituer un verrou entre les cellules.<br>Au bout d'un certain moment, la **filaggrine** est dégradée, cela génère des acides aminés qui sont des **facteurs d'hydratation**. |
| **Dysfonctionnement de la barrière cutanée** | – Lors de la DA, la barrière cutanée est **défectueuse**, cela facilite la pénétration d'allergènes ou d'agents pathogènes dans les tissus.<br>– 1/3 des patients ont une variante génétique sur la **filaggrine** : les cornéodesmosomes ne sont pas opérationnels, cela va participer à :<br>• L'augmentation de la perte d'eau cutanée<br>• L'augmentation du pH<br>• L'augmentation de la colonisation bactérienne<br>• La diminution des mécanismes de réparation<br>L'accumulation de ces mécanismes provoque une **xérose cutanée**. |

| | |
|---|---|
| **Dysfonctionnement du système immunitaire** | <u>AIGUË</u> : **HS de type 1 supposée**<br>1. L'allergène ou le pathogène est reconnu comme un « **Ag du non soi** » par une cellule présentatrice d'Ag<br>2. Présentation de l'Ag à un LT CD4 naïf<br>3. Différenciation du LT CD4 naïf en LT CD4 **TH2** et en LT CD4 **TH22**<br>4. Sécrétion d'IL-4, IL-5, IL-10 et d'IL-13 qui favorise la production d'IgE par les LB et les plasmocytes<br>5. Fixation des IgE sur les Fcε1R des mastocytes dans l'épiderme. Il se fixe aussi sur les cellules dendritiques (situation atypique)<br>6. Pontage entre IgE : dégranulation des mastocytes (HS de type I)<br>7. Les LT CD4 TH2 vont aussi sécréter de l'IL-31 responsable du prurit. Le fait que le patient se démange participe à l'inflammation<br>8. Les LT CD4 TH22 vont sécréter de l'IL-22 responsable de la prolifération de la couche basale (hyperplasie épidermique)<br>9. Empêche :<br>• **La filaggrine de fonctionner correctement**<br>• **La production de lipides protecteurs**<br>• **La maturation normale des kératinocytes** |
| | <u>CHRONIQUE</u> : **HS de type 4 supposée**<br>1. L'allergène ou le pathogène est reconnu comme un « **Ag du non soi** » par une cellule présentatrice d'Ag<br>2. Présentation de l'Ag à un LT CD4 naïf<br>3. Différenciation du LT CD4 naïf en LT CD4 **TH1** et **LT mémoire**<br>4. Sécrétion **d'IL-1, d'IL-6, de TNFα et d'IFNγ** (cytokines pro-inflammatoires). Elles recrutent les monocytes et les PNN<br>5. **Activation des macrophages** : amplification de la réponse inflammatoire<br>6. **Activation des LT CD8** : lymphocytes cytotoxiques via la perforine |

#### d) *Diagnostic clinique*

| | |
|---|---|
| **Critères de diagnostic majeurs** | – **Prurit**<br>– <u>Aspect</u> :<br>• <u>Chez le nouveau-né</u> : **placards érythémateux**, **prurigineux**, **suintants** puis **crouteux** sur les zones convexes du visage<br>• <u>Chez les enfants (> 2 ans)</u> : **lésions sèches dans les zones concaves** comme les **plis** (coude, poignets, ...)<br>• <u>Chez les adultes</u> : lésions **polymorphes** (zones très sèches)<br>– Evolution chronique ou récidivante<br>– Histoire personnelle ou familiale d'atopie |

#### e) *Diagnostic biologique*

Attention : il n'y a pas de diagnostic biologique dans la dermatite atopique.
On peut retrouver une hyperéosinophilie ainsi qu'une hyper-IgE (ils ne sont jamais dosés en pratique).

#### f) *Complications*

- Surinfections bactériennes ou virales cutanées : staphylocoque doré, HSV
- Atopie : asthme, rhinite allergique, allergie alimentaire
- Retard de croissance
- Dermatite de contact
- Retentissement psycho-affectif des formes sévères : peut être extrêmement handicapant

#### g) *Règle hygiéno-diététique*

| Mesures non spécifiques | Mesures spécifiques vis-à-vis des allergènes |
|---|---|
| – Habillement : éviter les textiles irritants comme la laine ou le synthétique (préférer le coton ou le lin)<br>– Eviter l'exposition au tabac<br>– Maintenir une température fraiche dans la chambre à coucher<br>– Exercice physique à conseiller<br>– Applications d'émollients<br>– Vacciner normalement<br>– Couper les ongles<br>– Se laver avec un savon surgras | – Nourrisson : allaitement maternel prolongé, pas de diversification alimentaire précoce<br>– Eviter l'exposition aux animaux domestiques<br>– Éviction des acariens domestiques et des moisissures : dépoussiérage régulier, housse de literie anti-acariens, contrôler les ventilations |

#### h) *Traitement*

| En poussée | En chronique | Autres |
|---|---|---|
| – **Dermocorticoïde** puissant | – **Emollient** (tolérance médiocre sur peau inflammatoire)<br>– **Dermocorticoïdes** appliqués de façon intermittente sur les zones inflammatoires (1 à 3 fois par semaine) | – **Photothérapie combinée UVA – UVB** : 6 semaines de traitement<br>– **Ciclosporine** *per os* chez l'adulte<br>– **Immunosuppresseurs locaux** (Tacrolimus) |

### 3) Urticaires

#### a) *Définition*

L'urticaire est un **œdème superficiel** (dermique) ou **profond** (hypodermique) dû à une **vasodilatation** avec une **augmentation de la perméabilité capillaire** à cause **de médiateurs inflammatoires.**

#### b) *Physiopathologie*

**Cf. HS de type 1**

La physiopathologie se décompose en 2 étapes (HS de type 1 : IgE dépendant ou non) :
- **Etape précoce** : effet des médiateurs contenus ou synthétisés par le mastocyte (histamines, leucotriènes, prostaglandines, cytokines ...)
- **Etape tardive** : effet des médiateurs contenus ou synthétisés par les monocytes et les PNEo. Cette étape contrôle la durée et l'intensité de l'inflammation.

#### c) *Etiologie*

| | |
|---|---|
| **Médicamenteux** | – B-lactamine<br>– Produits de contraste iodés<br>– Curares<br>– Vaccins<br>– Codéine et morphiniques<br>– AINS<br>– Vancomycine<br>– IEC |
| **Alimentaires** | – Aliments allergisants : Protéine d'œuf, protéine de lait de vache<br>– Aliments histamino-libérateur : Fraise, Arachide, Poisson, Chocolat, Fromage, Kiwi |
| **Piqûres d'hyménoptères** | – Piqûre de guêpe : risque de choc anaphylactique |
| **Urticaire de contact** | – IgE dépendant : latex<br>– IgE indépendant : méduse, ortie |

| | |
|---|---|
| **Urticaire d'origine virale** | – HS de type 3 : VHB, ... |
| **Urticaires physiques** | – Au froid<br>– A la pression<br>– Au soleil<br>– Cholinergique<br>– Aquagénique |

#### d) *Diagnostic clinique*

| Urticaire superficiel | Urticaire profond |
|---|---|
| – **Œdème dermique**<br>– <u>Aspect des lésions</u> :<br>• Papules (plaques érythémateuses)<br>• Bords nets<br>• Fugaces (disparait en moins de 24h sans contact)<br>• Récidivantes<br>• Migratrices<br>• Prurigineuse | – **Angio-œdème** (hypodermique) : on l'appelle œdème de Quincke s'il est localisé dans la sphère ORL<br>– <u>Aspect des lésions</u> :<br>• Tuméfaction ferme<br>• Mal limitée<br>• Ni érythémateuse<br>• Ni prurigineuse<br>• Douloureuse (tension et chaleur) |

<u>Manifestations associées :</u>
- **Fièvre** modérée
- **Douleurs abdominales**
- **Arthralgies**

#### e) *Traitement*

<u>Symptomatique</u> :
- **Antihistaminique H1** : Cétirizine, Desloratadine
- Médicaments bloquants la dégranulation des mastocytes :
  - **Kétotifène** (Zaditen®)
  - **Cromoglycate disodique** (Nalcron®)
  - **Corticoïdes** pendant 3 à 5 jours
- Cf. prise en charge de l'œdème de Quincke

<u>Etiologique</u> : **éviction du facteur déclenchant**

### 4) Dermatite de contact

#### a) *Définition*

La **<u>dermatite de contact</u>** est **une hypersensibilité de type 4** : application d'une substance exogène sur la peau.

#### b) *Physiopathologie*

**Cf. hypersensibilité de type IV**

| | |
|---|---|
| **Phase de sensibilisation** | Phase **asymptomatique** qui peut durer **quelques jours à plusieurs années**<br>1. Association de **l'haptène** à une protéine porteuse : **couple haptène/protéine = allergène**<br>2. Sécrétion **d'IL-1** par les **kératinocytes**<br>3. Reconnaissance par une **cellule de Langerhans** de l'allergène<br>4. Modification des cellules de Langerhans : exprime le récepteur **CCR7** à leur surface<br>5. Présentation de l'allergène, par la cellule de Langerhans, via **un HLA de type I**, à un **LT CD4** naïf dans un ganglion lymphatique<br>6. Présentation de l'allergène, par la cellule de Langerhans, via **un HLA de type II**, à un **LT CD8** naïf dans un ganglion lymphatique<br>7. Via les TCR, les LT interagissent avec l'allergène<br>8. **Différenciation en LT effecteurs** (TH1 (majoritaire) et TH2) et LT mémoire |

| | |
|---|---|
| **Phase d'activation** | Phase **symptomatique** qui se déclenche **24 à 48 h** après un **2nd contact** avec l'allergène<br>1. Production de **cytokines** et de **chimiokines** par les kératinocytes et les cellules de Langerhans<br>2. Recrutement des **LT CD4 et CD8 mémoires**<br>3. Les LT CD8 synthétisent des cytokines cytotoxiques et agissent via leurs **granzymes** et leurs **perforines** : **<u>destruction des kératinocytes</u>**<br>4. Les LT CD4 TH1 synthétisent **IL-2, IFNγ et le TNFα** : activation des mastocytes et recrutent les PNN<br>5. Les LT CD4 TH2 synthétisent **IL-10** : régulation négative de l'inflammation |

#### c) *Etiologie*

**<u>Important</u>** : la recherche de l'allergène est **primordiale** pour éviter une rechute.

| | |
|---|---|
| **Interrogatoire** | – **Topographie des lésions** : souvent la zone de contact de l'allergène<br>– **Circonstances de déclenchement** : détail des activités et des objets en contact avec la zone sur les derniers 48h<br>– **Chronologie** : préciser l'évolution des lésions au cours du temps. On fera un examen clinique.<br>– **Traitements locaux utilisés** : traitement ainsi que les produits cosmétiques |
| **Test épicutanés ou PATCH TEST** | **INDISPENSABLE**<br>– Réalisés à distance des poussées d'eczéma<br>– Les allergènes sont dilués dans de la vaseline<br>– Ils sont appliqués en **occlusion** sur le haut du **dos** pendant **48 heures**<br>– **La lecture est faite 48 h après l'application et 15 minutes après le retrait** des pansements occlusifs<br>– **Une deuxième lecture est réalisée après 72 heures**<br>– <u>Lecture</u> :<br>• **Réaction faiblement positive** : érythème + infiltration discrète<br>• **Réaction fortement positive** : érythème + infiltration + vésicule<br>• **Réaction très fortement positive** : vésicules coalescentes aboutissant à une bulle<br>• **Réaction négative** : peau normale<br>– On réalise souvent **la batterie standard européenne** qui contient les **23 substances les plus souvent mises en causes** |
| **Causes les + souvent rencontrées** | – **Allergènes professionnels** : ciment, colorants, vernis, peinture<br>– **Médicaments topiques** : néomycine, iode, AINS, baume du Pérou, colle de pansement<br>– **Cosmétique** : parfum, vernis à ongles, déodorant, rouge à lèvre<br>– **Produits vestimentaires** : colorants textiles, nickel<br>– **Photoallergènes** |

#### d) *Diagnostic clinique*

| | |
|---|---|
| **Forme typique : eczéma aiguë** | – Se déroule en 4 phases :<br>• **Erythémateuse** : placard érythémateux prurigineux<br>• **Vésiculeuse** : vésicules remplies de liquide clair<br>• **Suintante** : rupture des vésicules<br>• **Desquamative**<br>• **Guérison** sans cicatrice |
| **Forme clinique** | – <u>Forme topographique</u> :<br>• Visage et organes génitaux : aspect **œdémateux**<br>• Mains et pieds : vésicules **prurigineuses**<br>– <u>Forme symptomatique</u> : **nummulaire**, **papulo-vésiculeux** et **dysidrose**<br>– <u>Forme chronique</u> : **épaississement** de la peau et **hyperpigmentation**<br>– <u>Photoallergie</u> : que sur les **zones photo-exposées** |

#### e) *Diagnostic différentiel*

- **Dermatite atopique** : apparait sur les plis, chronique et inflammatoire
- **Dermatite d'irritation** : bords nets, brûle, patch test négatif

#### f) *Traitement*

**1er intention : éviction de l'allergène** ++++ et application de **corticoïdes** locaux de classe 2 pendant 1 à 2 semaines. En cas d'infection concomitante, on peut ajouter une **antibiothérapie** pendant 7 jours sans retarder la corticothérapie locale.

## III. Allergies alimentaires

### 1) Définitions

Elles sont en forte augmentation depuis plusieurs années :

- Causes principales d'anaphylaxie chez les enfants de moins de 14 ans
- Plus de 17 millions d'européens dont des poly-allergiques
- Plus de 170 aliments décrits comme étant allergéniques

Les symptômes apparaissent rapidement après le contact avec l'allergène, il existe 2 types d'allergènes :

- Les thermolabiles (détruit par la chaleur) comme la pomme
- Les thermostables

### 2) Allergènes alimentaires

Ce sont des glycoprotéines pesant entre 10 et 70 kDa. Les 9 allergènes principaux sont :

- Le lait
- Les arachides
- Le soja
- Les œufs
- Le maïs
- La noix
- Le poisson
- Les mollusques
- Les crustacés

### 3) Physiopathologie

| Allergie alimentaire | Intolérance alimentaire | Pseudo allergie alimentaire |
|---|---|---|
| – **HS de type 1** : IgE dépendante (œuf, arachide, ...)<br>– **HS de type 3 et 4** : IgE indépendante (maladie cœliaque, ... ) | **Mécanisme enzymatique** (lactose) ou **pharmacologique** ou **indéterminé** (pas de mécanisme immunologique) | – **Aliments riches en histamine** : choucroute, vins, poissons fumés<br>– **Aliments riches en tyramine** : chocolat, fromages, hareng<br>– **Aliments provoquants une libération d'histamine** : tomate, fraise |

### 4) Allergies croisées

| Allergènes | Allergies croisées |
|---|---|
| Pollen | Abricot, amande, carotte, melon, céleri, kiwi, tomate, noisette, pomme |
| Latex | Banane, kiwi, avocat, fruit de la passion |
| Acariens | Escargot, crevette, crustacé, blattes |
| Plumes | Jaune d'œuf |
| Poils de chat | Viande de porc |
| Kiwi | Sésame, banane, latex, avocat |

### 5) Facteurs de risques

- **Terrain familial et atopie** : prédisposition
- **Cause environnementale** : on est mieux protégés dans le monde rural
- **Exposition précoce ou retardée des allergènes** : introduction des premiers allergènes entre 4 et 6 mois de vie

### 6) Diagnostic

1. **Histoire clinique** : interrogatoire et enquête alimentaire
2. **Tests cutanés** : Prick test et Patch test
3. **Dosage des IgE spécifiques** : technique RAST

➔ **Sensibilisation établie**

### 7) Clinique

Symptômes :

- **Cutanéomuqueux** : dermatite atopique urticaire
- **Respiratoires** : toux, sifflement, hyperréactivité bronchique
- **Digestifs** : vomissement, diarrhée, douleurs abdominales
- **Systémique** : choc anaphylactique

### 8) Traitement

- **Eviction de l'allergène**
- **Traitement adapté à la clinique** : corticoïdes, anti-histaminique H1, bronchodilatateurs
- **Traitement du choc anaphylactique** : cf. prise en charge du choc
- **Désensibilisation par voie orale :** Ingestion quotidienne de l'aliment allergénique (en suivant un calendrier débutant à des doses minimes) et progressant jusqu'à atteindre une portion normale de l'aliment. Une fois ces doses d'entretien atteintes, le patient doit continuer à ingérer l'aliment régulièrement pour maintenir la protection

# Item 33

## Maladies auto-immunes : polyarthrite rhumatoïde et lupus systémique

# Polyarthrite rhumatoïde

## I. Introduction

### 1) Généralités

C'est une **maladie auto-immune chronique systémique non spécifique d'organe** qui évolue par **poussées** et dont la symptomatologie la plus fréquente est une **atteinte articulaire bilatérale inflammatoire douloureuse** liée à une **synovite**.
La polyarthrite rhumatoïde (PAR) fait partie de la famille des **connectivites,** comme le lupus dont certaines atteintes sont similaires, c'est pourquoi le diagnostic différentiel sera systématiquement fait lors du diagnostic de la pathologie.

### 2) Epidémiologie

**Maladie multifactorielle :**
- Rhumatisme inflammatoire chronique **le plus fréquent**
- Sexe : la PAR survient le plus fréquemment chez la **femme** autour de 50 ans avec un sex-ratio homme/femme de 1/4.
- Terrain génétique : système HLA (DR1 et DR4),
- Facteurs environnementaux : tabac, infections, exposition à la silice, traumatismes physiques ou psychiques

## II. Physiopathologie

Les os sont articulés entre eux à l'aide de **cartilage** (permet le frottement) et stabilisés par une capsule. Sur la face interne de la capsule se trouve la **membrane synoviale**, contenant des **synoviocytes** produisant le **liquide synovial**. Ce liquide synovial est vital à la bonne articulation et produit notamment de l'acide hyaluronique. Il a donc un rôle mécanique et nutritif.

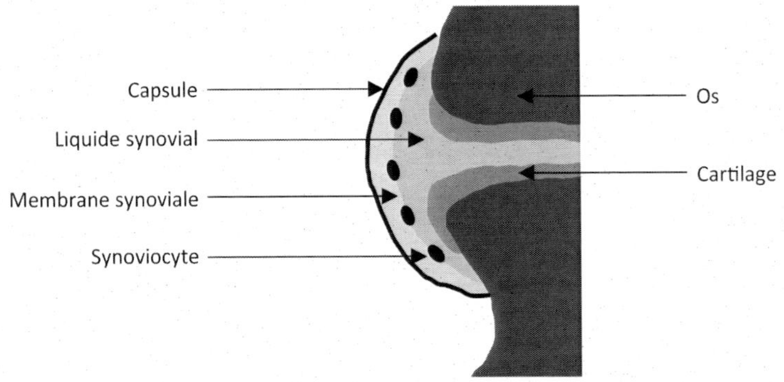


**Citrullination** (arginine → citrulline) : modification post-traductionnelle des protéines : peut découvrir des épitopes qui peuvent être source d'auto-antigènes dans tout l'organisme et être reconnus comme des antigènes du *non-soi* (**rupture de tolérance**) → présentation à une population de lymphocytes T naïfs → coopération cellulaire avec les lymphocytes B = développement des anticorps anti-protéine citrullinée (**Ac anti-CCP**)
*Chez les patients atteint de PAR, cette citrullination sera exacerbée.*
Infiltration par de nombreuses cellules immunitaires : monocytes, macrophages, cellules dendritiques, lymphocytes B, polynucléaires neutrophiles = inflammation de la membrane synoviale = hyperplasie de celle-ci = **pannus synovial**... Les lymphocytes B se transformeront en plasmocytes → production d'anticorps.

**Pannus synovial**

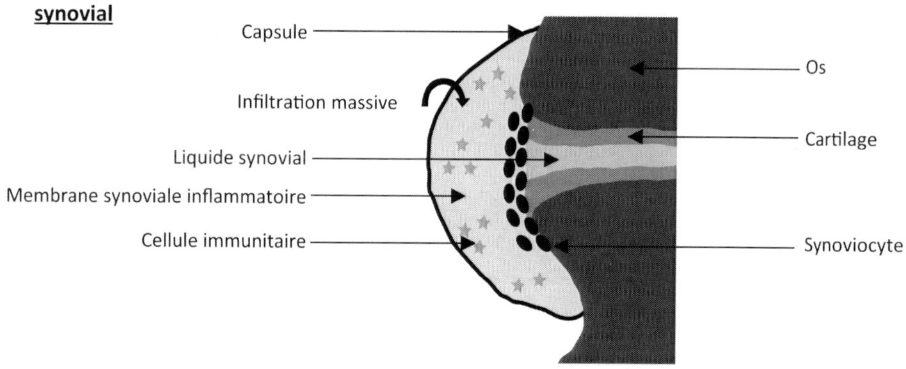


Boucle d'amplification :

- Production abondante de **cytokines pro inflammatoires : IL-1, TNF α, IL-6, IL-17** : boucle d'amplification : ces cytokines vont activer d'autres cellules immunitaires qui produiront des radicaux libres et des protéases qui conduiront aussi à la destruction des tissus.
- La membrane synoviale va sécréter une quantité abondante de liquide synovial
- Néo-angiogénèse : production de néo-vaisseaux sanguins : permet d'accroitre le recrutement de cellules inflammatoires.
- Prolifération des synoviocytes = activation des ostéoclastes = **ostéolyse**
- La membrane synoviale va rencontrer le cartilage, c'est le début de la **chrondrolyse**,
  ➔ Le tout conduira à la destruction de l'articulation.

## III. Diagnostic clinique

| | | |
|---|---|---|
| **Atteinte articulaire** | Atteinte **bilatérale, inflammatoire** et **érosive** qui peut toucher toutes les articulations :<br>• En début de maladie : articulation métacarpo-phalangienne, interphalangienne proximale, mains, poignets<br>• Dans la chronicité : genoux, hanche, épaule, coude…<br>Notion « **d'horaire inflammatoire** » avec un verrouillage matinal fréquent.<br>Au fil des années, il y aura une destruction des cartilages, des tendons, des ligaments et une déformation de l'articulation.<br>→ Augmentation du risque d'ostéoporose | |
| | Bilan imagerie inaugural : **radiographie** :<br>– Mains, poignets, pieds<br>→ L'érosion et la destruction de l'articulation sera visible à la radio.<br>Si radio normales **: échographie ou IRM** | |
| **Atteinte cardiovasculaire** | – Péricardite<br>– Vascularite<br>→ *Moins fréquent* | *Néanmoins chez ces patients, le risque de maladies cardiovasculaires sera augmenté* |
| **Atteinte cutanée** | Nodules rhumatoïdes indolores, fermes et mobiles : dos de la main, poignets, tendon d'Achille | |
| **Atteinte pulmonaire** | – Nodules rhumatoïdes pulmonaires<br>– Fibrose<br>→ *Moins fréquent* | |

## IV. Diagnostic biologique

### 1) Bilan immunologique

- Anticorps anti-CCP : *anti protéines cyclisées citrullinées aussi appelés anticorps anti peptides citrullinés (ACPA)*
  - **Spécifiques** de la polyarthrite rhumatoïde à 90 %
  - Apparition précoce
  - Intérêt **diagnostique et pronostique** (présence = mauvais pronostic = directement lié au risque d'érosion articulaire)
  - Détection par ELISA
- Facteurs rhumatoïdes :
  - Anticorps (IgM) anti-IgG
  - **Non spécifiques** : aussi retrouvés dans d'autres pathologies auto-immunes (lupus, Gougerot Sjögren...), causes infectieuses
  - Apparition tardive
  - Détection par Test de Waaler Rose = utilise le pouvoir agglutinant du facteur rhumatoïde (test de référence)
  - En pratique : ELISA, test au latex

### 2) Bilan sanguin

| | | |
|---|---|---|
| **Bilan général** | NFS, ionogramme, transaminases, créatinine, BU, DFG, radio du thorax | |
| **Bilan inflammatoire** | **Vitesse de sédimentation (VS) augmentée** | |
| | **CRP augmentée** | |
| | **Ponction du liquide synovial** en poussée : inflammatoire, trouble, jaunâtre avec présence de polynucléaires neutrophiles et/ou lymphocytes. | |
| | **Electrophorèse des protéines sériques :** hypergammaglobulinémie polyclonale | |
| **Bilan du complément** | Dosage du CH50 : exploration de la voie classique du complément et de la voie commune finale par dosage de l'activité hémolytique du sérum. | **Normal** |
| | Dosage des fractions C3 et C4 | |

*NB : toujours faire le diagnostic différentiel avec le lupus*

### 3) Marqueurs d'évolution de la maladie

**Score DAS28** = *Disease Activity Score* = score d'activité de la maladie = **score de référence**
- Dissociation articulation douloureuse (AD) et articulation gonflée (AG)
- 28 pour 28 articulations : 14 à gauche et 14 à droite, représentées par celles des mains, poignets, coude, épaule et genoux.
- Les valeurs de la vitesse de sédimentation (VS) et la CRP
- Echelle EVA de la douleur
- Visualisation de la progression de la maladie par le patient et le professionnel de santé

| Score DAS 28 | Interprétation |
|---|---|
| > 5,1 | Activité élevée de la maladie |
| 5,1 – 3,2 | Activité modérée de la maladie |
| 3,2 – 2,6 | Activité faible de la maladie |
| < 2,6 | Rémission |

La mesure répétée de ce score permet de déterminer l'activité de la maladie chez une même personne et son évolution dans le temps

*NB : il existe d'autres scores tels que le SDAI ou le CDAI mais le DAS 28 est le plus utilisé en pratique.*

**Critères diagnostic émis par l'American College of Rheumatology (ACR)/European League Against Rheumatism (EULAR) mis à jour en 2009 :**

| Propriétés | Critères | Score |
|---|---|---|
| **Articulations atteintes** | 1 articulation moyenne ou grosse articulation | 0 |
| | 2-10 articulations moyennes ou grosses | 1 |
| | 1-3 petites articulations | 2 |
| | 4-10 petites articulations | 3 |
| | > 10 articulations (dont au moins 1 petite) | 5 |
| **Sérologie** | Pas de FR ni ACPA | 0 |
| | Au moins un test faiblement positif | 2 |
| | Au moins un test fortement positif | 3 |
| **Marqueurs de l'inflammation** | VS et CRP normales | 0 |
| | VS et/ou CRP anormales | 1 |
| **Durée de la synovite** | < 6 semaines | 0 |
| | > 6 semaines | 1 |

Le diagnostic de PAR est posé si le score **est supérieur à 6**

## V. Prise en charge

La prise en charge a plusieurs intérêts :

- Améliorer le confort de vie des patients et limiter le retentissement au quotidien dans la vie professionnelle et personnelle par des traitements médicamenteux et une éducation thérapeutique indispensable
- Prévenir l'évolution de la maladie, la destruction articulaire et le handicap

## 1) Traitements

| | |
|---|---|
| **Traitement de fond classique** | **Méthotrexate** (Metoject®) *antimétabolite-analogue de l'acide folique* vo, IV, SC<br>– Traitement de première intention<br>– Inhibiteur de la dihydrofolate reductase → inhibition de la synthèse des bases puriques et de la thymidine<br>– En association possible d'emblée si PAR sévère d'emblée<br>– Prise hebdomadaire, dosage par palier progressif (4 à 8 semaines)<br>– Supplémentation en acide folique (toxicité hématologique)<br>– Sera utilisé en association avec les autres traitements en cas de progression de la maladie |
| | **Leflunomide** (Avara®) *antimétabolite* vo<br>– Prise quotidienne, traitement d'attaque pendant 3 jours puis d'entretien<br>– Inhibiteur de la dihydro-orate deshydrogénase → inhibition de la synthèse des bases pyrimidiques<br>– Utilisé en remplacement du méthotrexate ou en association |
| **Traitement de fond classique** | **Sulfasalazine** (Salazopyrine®) *anti-inflammatoire intestinal* vo<br>– Prise quotidienne, mécanisme d'action mal connu<br>– Installation progressive par palier de dose (augmentation chaque semaine)<br>– Pas utilisé si intolérance aux sulfamides ou salicylés<br>– Peut être utilisé en association avec le méthotrexate et l'hydroxycholoroquine (synergie d'action)<br>– Echappement thérapeutique fréquent |
| | **Hydroxychloroquine** (Plaquenil®) *antipaludéen de synthèse* vo<br>– Prise quotidienne<br>– Son groupement amino 4-quinoléine lui confère une action anti-inflammatoire et antalgique.<br>– Utilisé dans les formes bénignes et débutantes de la PAR<br>– Peut être utilisé en association avec le méthotrexate et la sulfasalazine (synergie d'action) |
| **Traitement des poussées** | **AINS, antalgiques** |
| | **Corticoïdes** :<br>– Par voie orale (vo)<br>– Par injection directement dans l'articulation :<br>• Réduit l'inflammation et la douleur<br>• Permet de limiter les effets indésirables lors de la prise par voie orale.<br>• Mais utilisation limitée à 3-4 par an. |
| | **Ponction de liquide synovial** en excès : réduit temporairement la douleur |

| | |
|---|---|
| | **Anti TNF α**<br>**Etanercept** (Enbrel®) SC : récepteur soluble du TNF α<br>**Adalimumab** (Humira®) SC : anticorps monoclonal humain<br>**Golimumab** (Simponi®) SC : anticorps monoclonal humain<br>**Certolizumab** (Simponi®) SC : anticorps monoclonal humanisé<br>**Infliximab** (Remicade®) IV : anticorps monoclonal chimérique humain-murin<br>– Dans les formes sévères de la maladie<br>– Association possible avec le Méthotrexate<br>– Bilan pré-thérapeutique indispensable : hémogramme, transaminases, sérologies infectieuses, recherche tuberculose, mise à jour vaccination, recherche grossesse (tératogène) |
| **Thérapies ciblées** | **Anti IL-1**<br>**Anakinra** (Kineret®) SC : antagoniste du récepteur à l'IL-1<br>– Association possible au Méthotrexate<br>– Traitement de dernier recours<br>– Effets indésirables très nombreux |
| | **Anti IL-6**<br>**Tocilizumab** (Roactemra®) SC, IV : anticorps monoclonal humanisé antagoniste du récepteur à l'IL-6<br>**Sarilumab** (Kevzara®) SC : anticorps monoclonal humain antagoniste du récepteur à l'IL-6<br>– Utilisé en association au méthotrexate ou monothérapie si intolérance au méthotrexate<br>– Traitement de 2ème ligne |
| | **Anti CD20**<br>**Rituximab** (Mabthera ®) IV : anticorps monoclonal chimérique humain-murin anti CD20 retrouvé à la surface des lymphocytes B.<br>– Indiqué dans les formes sévères et actives de la maladie<br>– En association au méthotrexate lors d'une réponse insuffisante ou une intolérance aux autres traitements de fond dont au moins un anti-TNF α |
| **Thérapies ciblées** | **Analogue au CTLA-4**<br>**Abatacept** (Orencia®) IV : protéine de fusion contenant une partie du CTLA-4 : CTLA-4 normalement présent sur le lymphocyte T : participe à un signal anti prolifératif physiologique au niveau des lymphocytes T lors de la coopération avec des CPAg : cette protéine de fusion accroit donc ce signal et inhibe l'activation des lymphocytes T.<br>– Indiqué dans les formes modérées à sévères de la maladie<br>– En association au méthotrexate lors d'une réponse insuffisante ou une intolérance aux autres traitements de fond dont au moins un anti-TNF α |
| | **Immunosuppresseur anti JAK-1 et JAK-2**<br>**Baricitinib** (Olumiant®) vo<br>**Tofacitinib** (Xeljanz®) vo<br>– Indiqué dans les formes modérées à sévères de la maladie<br>– En monothérapie ou en association au méthotrexate lors d'une réponse insuffisante ou une intolérance aux autres traitements de fond dont au moins un anti-TNF α<br>– Pas de visibilité sur la tolérance à long terme, possible risque important cancérigène, infectieux et cardiovasculaire (utilisation en 3ème intention) |

| | |
|---|---|
| Chirurgie | **Synoviorthèse**<br>Injection d'un produit radioactif ou chimique détruisant la membrane synoviale dans le but de diminuer le pannus synovial et qu'elle se reforme correctement par la suite |
| | **Synovectomie**<br>Par arthroscopie en anesthésie générale, destruction chirurgicale du pannus synovial |
| | **Arthroplastie**<br>Pose de prothèse (totale de hanche, genoux) |

### 2) Education thérapeutique

L'éducation thérapeutique est un élément incontournable et majeur de la prise en charge des patients :

- Arrêt du tabac
- Contrôle du poids
- Bonne hygiène bucco-dentaire et suivi régulier
- Alimentation riche en calcium
- Activité physique régulière, adaptée en fonction des périodes de poussées/rémissions
- Prise en charge multidisciplinaire : médecin traitant, kinésithérapie, psychologue...
- Balnéothérapie, cures thermales... pour réduire les douleurs
- Suivi radiologique tous les 6 mois la première année puis tous les ans.
- Contrôles biologiques et médicamenteux indispensables, rapprochés au début de la maladie
- Suivi par le rhumatologue au moins 1 fois par an

### 3) Pathologies associées

- **Syndrome de Gougerot Sjögren** : ou « syndrome sec » auto-immun : inflammation des glandes salivaires et lacrymales. (25-50 % des PAR auront un Gougerot associé)
- **Thyroïdite Hashimoto** : hypothyroïdie auto-immune

# Lupus systémique

## I. Introduction

### 1) Généralités

*Le mot Lupus est issu du latin qui veut dire « loup » qui fait référence au « masque de loup » provoquée par l'atteinte cutanée fréquente de la pathologie.*

C'est une **maladie auto-immune chronique inflammatoire systémique non spécifique d'organe** qui peut se manifester sous différentes formes : éruptions cutanées, atteintes articulaire, cardiaque, neurologique, hématologique, pulmonaire, rénale… et qui évolue par **poussées**.

Le lupus fait partie de la famille des **connectivites,** comme la polyarthrite rhumatoïde dont certaines atteintes sont similaires, c'est pourquoi le diagnostic différentiel sera systématiquement fait lors du diagnostic de la pathologie.

### 2) Epidémiologie

**Maladie multifactorielle :**

- Sexe : le lupus survient le plus fréquemment chez la **femme** jeune en âge de procréer (pic de fréquence entre 20 et 40 ans) avec un sex-ratio homme/femme de 1/9.
- Terrain génétique : système HLA (DR2 et DR3), déficit dans la voie classique du complément (C1q, C2, C3, C4), déficit de la clairance des complexes immuns. Il existe des cas familiaux, on estime notamment environ 30 % à 50 % de concordances chez les jumeaux monozygotes.
- Facteurs environnementaux : exposition au soleil, tabac, stress, médicaments, pesticides, infections (Epstein Barr virus, Parvovirus..)…
- Facteurs ethniques : plus fréquent dans la population non caucasienne, dans les pays africains, asiatiques et sud-américains.
  En France : prévalence de 40-50/100 000 habitants.
- Facteurs hormonaux : les œstrogènes et la grossesse aggraveraient le lupus.

## II. Physiopathologie

La physiopathologie est complexe et résulte de plusieurs mécanismes :

- Dans certains contextes (infections, stress, UV…) de nombreuses cellules se lysent. Ceci entraine un nombre considérable de cellules en apoptose.
- Chez les patients lupiques, les cellules s'accumulent car le système immunitaire est saturé par un **défaut d'apoptose/excès de NETose.** Elles exposent alors leurs **composants nucléaires** : ADN, histones, phospholipides, nucléosomes… C'est ainsi que se développent des **anticorps** dirigés contre tous ces composants, dû à l'existence chez ces patients d'une **hyper activité lymphocytaire**.
- Vont se développer des **complexes immuns** qui iront *in fine* se déposer dans différents organes. (Hypersensibilité de type III)
- Sur leurs chemins ces complexes immuns activent la **voie classique du complément**, provoquant une inflammation à l'origine de la dégradation des tissus.
- Il y aura une boucle d'amplification provoquée par un excès de l'immunité innée et des interférons de type 1 (IFN alpha) : les interférons alpha vont favoriser la formation des complexes immuns et la NETose.

*Cercle vicieux du complément* : un déficit de la voie classique en complément provoquerait une susceptibilité à la pathologie car expliquerait le défaut d'apoptose et le déficit de clairance des complexes immuns. Cependant c'est cette même voie classique qui induit l'inflammation à l'origine de l'altération tissulaire.

## III. Diagnostic clinique

| | |
|---|---|
| **Signes généraux** | **Anorexie, asthénie, fièvre, sensation de malaise** (pas toujours présents) |
| **Atteinte articulaire** | Atteinte généralement **symétrique** et **non érosive** des petites articulations (le plus souvent) : articulations métacarpo-phalangiennes, interphalangiennes proximales, mains, poignets mais aussi genoux, chevilles, coude<br>Notion « **d'horaire inflammatoire** » avec un verrouillage matinal fréquent<br>→ IRM, radio (**pas de destruction articulaire**) |
| **Atteinte cardio-vasculaire** | Syndrome de Raynaud, HTA (surtout si atteinte rénale associée), péricardite, endocardite, myocardite, phlébite (surtout si syndrome des phospholipides associé), AVC, insuffisance cardiaque, IDM<br>→ ECG ; echo-Doppler<br>→ *Moins fréquent* |
| **Atteinte cutanée** | Atteinte cutanée maculo-papuleuse non prurigineuse située au niveau des zones exposées au soleil (**photosensibilité**) : visage, cou, décolleté.<br><u>Atteinte caractéristique</u> : **rash malaire** en vespertilio (« ailes de chauves-souris ») ou « ailes de papillons » ou « masque de loup » située au niveau **des ailes du nez** sans atteindre les sillons nasogéniens.<br>→ Biopsie cutanée |
| **Atteinte hématologique** | Adénopathies, **cytopénies** d'origine auto-immune : anémie hémolytique, leucopénie, lymphopénie, thrombopénie<br>→ Myélogramme |
| **Atteinte neurologique** | Céphalées, troubles psychiatriques (psychose, confusion), épilepsie, méningite, neuropathies périphériques<br>→ IRM, ponction lombaire<br>→ *Moins fréquent* |
| **Atteinte pulmonaire** | Epanchement pleural, pleurésie<br>→ *Moins fréquent* |
| **Atteinte des phanères** | Alopécie (réversible en rémission et sous traitement)<br>→ *Moins fréquent* |
| **Atteinte rénale** | Atteinte parfois inaugurale et **glomérulaire,** qui peut être associée à un **syndrome néphrotique** (impur le plus souvent)<br>Généralement asymptomatique, elle doit toujours être recherchée lors du suivi annuel des patients lupiques<br>→ Bandelette urinaire : hématurie, protéinurie<br>→ Bilan sanguin : augmentation de la créatinine<br>→ Biopsie rénale<br>25 % des atteintes rénales chez le patient lupique évoluent en **insuffisance rénale terminale** et représente la cause principale de décès |

*NB : tous les examens complémentaires ne sont pas systématiquement réalisés lors du diagnostic d'un lupus : ils dépendent des signes cliniques évoqués par le patient et seront proposés ou non par le médecin.*

## IV. Diagnostic biologique

### 1) Bilan immunologique

#### a) *Dépistage des anticorps antinucléaires totaux*

- Détection des **anticorps antinucléaires totaux** sur **cellules Hep2** par **immunofluorescence indirecte (IFI)** (méthode de référence)
- Dépistage **sensible** : la négativité permet d'écarter l'orientation diagnostique d'un lupus systémique dans la quasi-totalité du temps.
- Mais dépistage **non spécifique** car ces anticorps peuvent être retrouvés dans d'autres maladies auto-immunes ou dans des contextes infectieux.

#### b) *Recherche des anticorps spécifiques*

Anticorps anti-chromatine

- Anticorps anti-ADN natif (ADNn) (IgG de forte avidité)
  - Détectés par **Test de Farr** : **méthode de référence** : principe de **dosage radio-immunologique** : *le sérum du patient est incubé avec de l'ADN marqué par un radio-isotope, les complexes immuns alors formés seront centrifugés et l'ADN marqué non lié à un anticorps sera éliminé. L'intensité de la radioactivité mesurée sera proportionnelle à la quantité d'anticorps présents dans le sérum du patient.*
  - Le test de Farr ne pouvant être réalisé dans chaque laboratoire due à l'utilisation de radioisotope, cette recherche est aussi possible par **immunofluorescence indirecte** sur *Crithidia Luciliae* (aussi réservée à certains laboratoires) ou par méthode **ELISA**.
  - Ce sont les anticorps les plus importants dans le diagnostic biologique, car ils sont **spécifiques** du lupus et leur titre est directement proportionnel à la gravité de la pathologie car ils sont liés à la toxicité rénale et au développement de la glomérulopathie lupique.
  - Présents entre 50-80 % des cas, l'absence de ces anticorps n'exclut pas le diagnostic.
    → Véritables intérêts **diagnostique** et **pronostique**, ils seront ainsi régulièrement dosés pour suivre l'évolution de la maladie (poussée/rémission).
- Anticorps anti-nucléosomes
  - On peut les rechercher si les anticorps anti-ADNn sont négatifs, mais rarement fait en pratique.
- Anticorps anti-histones
  - Surtout retrouvés chez les patients avec un lupus **induit par les médicaments**.

Anticorps anti-antigènes nucléaires solubles

- Anticorps anti-ribonucléoprotéine (RNP) :
  - **Non spécifiques** car retrouvés dans d'autres maladies auto-immunes (ex : Syndrome de Sharp, syndrome de Gougerot-Sjögren)
- Anticorps anti-Sm :
  - **Spécifiques** car présents uniquement chez les patients lupiques mais rarement retrouvés (10 à 20 %)
- Anticorps anti-Ro/SS-A :
  - **Non spécifiques** car aussi retrouvés dans d'autres maladies auto-immunes (syndrome de Gougerot-Sjögren)
  - La présence chez les patientes lupiques de ces anticorps augmente le risque de **lupus néonatal :** de la simple atteinte cutanée temporaire au bloc auriculo-ventriculaire congénital irréversible qui peut concourir à la mort fœtale *in utero*.
- **Anticorps anti-La/SS-B** :
  - **Non spécifiques** car aussi retrouvés dans d'autres maladies auto-immunes (syndrome de Gougerot-Sjögren)
    → Les anticorps anti SS-A et anti SS-B sont présents dans 30 à 70 % des lupus mais aussi de 40 à 70 % chez les personnes présentant un Gougerot Sjögren.

*NB : dans le diagnostic différentiel avec la polyarthrite rhumatoïde, à noter que les facteurs rhumatoïdes peuvent être présents chez les patients lupiques mais pas les anticorps anti-CPP.*
*Pour l'histoire, les acronymes Sm/Ro/La font référence au nom de famille du patient chez lequel l'anticorps a été découvert la première fois. SSA/SSB pour Sjögren syndrom A/B.*

### 2) Bilan sanguin

<table>
<tr><td>Bilan général</td><td colspan="2">NFS, ionogramme, glycémie, albuminémie, transaminases, PAL</td></tr>
<tr><td rowspan="4">Bilan inflammatoire</td><td>Vitesse de sédimentation (VS) augmentée lors des poussées</td><td rowspan="2">Dissociation des deux</td></tr>
<tr><td>CRP normale ou subnormale même lors des poussées</td></tr>
<tr><td colspan="2">Hypergammaglobulinémie</td></tr>
<tr><td colspan="2">Electrophorèse des protéines sériques</td></tr>
<tr><td rowspan="3">Bilan hématologique</td><td colspan="2">Bilan hémolyse (haptoglobine, LDH, schizocytes)</td></tr>
<tr><td colspan="2">Recherche de cytopénies</td></tr>
<tr><td colspan="2">TP, TCA (syndrome des antiphospholipides)</td></tr>
<tr><td rowspan="2"><u>Bilan du complément</u></td><td>Dosage du CH50 : exploration de la voie classique du complément et de la voie commune finale par dosage de l'activité hémolytique du sérum.</td><td rowspan="2">Hypocomplémentémie de consommation lors des poussées<br>Peut parfois être issu d'un déficit héréditaire</td></tr>
<tr><td>Dosage des fractions C3 et C4</td></tr>
<tr><td rowspan="3"><u>Bilan rénal</u></td><td colspan="2">Créatinine plasmatique</td></tr>
<tr><td colspan="2">Bandelette urinaire : hématurie, leucocyturie, protéinurie</td></tr>
<tr><td colspan="2">Protéinurie sur urines des 24h</td></tr>
</table>

**Critères diagnostiques émis par l'American College of Rheumatology (ACR) mis à jour en 1997 :**

1. Rash malaire
2. Lupus discoïde
3. Photosensibilité
4. Ulcérations orales ou nasopharyngées
5. Arthrites non érosives touchant au moins 2 articulations périphériques, caractérisées par une douleur, un gonflement ou un épanchement
6. Pleurésie ou péricardite
7. Protéinurie persistante > 0,5 g/jour ou cylindrurie
8. Convulsions ou psychoses (en l'absence de cause médicamenteuse ou métabolique)
9. Atteinte hématologique :
   - Anémie hémolytique, ou
   - Leucopénie < 4 000/µL constatée à 2 reprises, ou
   - Lymphopénie < 1 500/µL constatée à 2 reprises, ou
   - Thrombopénie < 100 000/µL, en l'absence de drogues cytopéniantes
10. Titre anormal d'anticorps antinucléaires par immunofluorescence (en l'absence de drogues inductrices)
11. Perturbations immunologiques : titre anormal d'anticorps anti-ADNn, anticorps anti-Sm, ou présence d'anticorps antiphospholipides : sérologie syphilitique dissociée constatée à 2 reprises en 6 mois ou anticoagulant circulant de type lupique ou titre anormal d'anticorps anti-cardiolipine en IgG ou IgM.

La présence d'au moins 4 de ces critères proposés par l'ACR permet d'affirmer la présence d'un lupus systémique avec une sensibilité et une spécificité de 96 %.

## V. Prise en charge

La prise en charge a plusieurs intérêts :
- Améliorer le confort de vie des patients et limiter le retentissement au quotidien dans la vie professionnelle et personnelle par des traitements médicamenteux et une éducation thérapeutique indispensable
- Prévenir les poussées
- Prévenir la progression de la maladie et les risques d'atteintes plus délétères

### 1) Traitement

| | |
|---|---|
| **Traitement de fond** | **Hydroxychoroquine** (Plaquenil ®) *antipaludéen de synthèse* vo :<br>– Traitement de fond de choix de première intention car il réduit les poussées et prévient la gravité de celles ci<br>– Sera donné chez tous les patients lupiques, même la femme enceinte<br>– PE : patients ayant un déficit en G6PD (l'hémolyse)<br>– CI : enfants de moins de 6 ans, rétinopathies, allaitement, allergie |
| | **Chloroquine** (Nivaquine ®) vo |
| **Traitement des poussées** | **AINS, antalgiques**<br>→ Ibuprofène est contre indiqué car peut provoquer de violentes céphalées jusqu'à la méningite « chimique » (= sans agent pathogène en cause) |
| | **Corticoïdes** à faible dose :<br>– Par voie orale (vo)<br>– Application cutanée : dermocorticoïdes (ou hors corticoïdes : tacrolimus (Protopic®))<br>– Par injection directement dans l'articulation |

| | | |
|---|---|---|
| **Traitement des lupus sévères** | **Corticoïdes** à forte dose | |
| | **Azathioprine** (Imurel®) vo, IV | Surtout si atteinte rénale associée ou atteinte neurologique |
| | **Cyclophosphamide** (Endoxan®) vo, IV | |
| | **Mycophénolate mofétil** (Cellcept®) vo, IV | |
| | **Méthotrexate** (®) vo, IV | Surtout si atteinte articulaire associée |
| **Anticorps monoclonaux** | **Rituximab** (Mabthera®) IV<br>*hors AMM* | Ils seront délivrés aux patients lupiques sévères malgré les traitements en vigueur et seront utilisés en association avec eux |
| | **Bélimumab** (Benlysta®) IV (1 fois par mois) ou SC en stylo injectable (1 fois par semaine).<br>Anticorps anti-Blys (B lymphocyte stimulator, aussi appelée BAFF) : inhibe la multiplication des lymphocytes B et réduit alors leur différenciation en plasmocytes (diminution production d'Ig) | |

## 2) Education thérapeutique

L'éducation thérapeutique est un élément incontournable et majeur de la prise en charge des patients lupiques :

- Protection contre les UV, éviter l'exposition trop longue au soleil (photosensibilité)
- Arrêt du tabac
- Contraception adaptée, les œstrogènes favorisant l'apparition des poussées
- Désir de grossesse : attendre une stabilisation des traitements et du lupus pendant au moins 6 mois-1 an. La grossesse doit être programmée et doit être suivie, car elle peut aggraver le lupus.
- Une centaine de médicaments peuvent induire le lupus : antiépileptiques (carbamazépine, phénytoïne), antifungiques (griséofulvine, terbinafine), chimiothérapies (paclitaxel, docetaxel, tamoxifene, capecitabine), les anti-TNF α, statines (pravastatine, simvastatine), antibiotiques (isoniazides, rifampycine, rifabutine...) ...
- Le stress et les infections sont d'autres facteurs pouvant favoriser la survenue des poussées.
- Vaccination à jours : éviter malgré tout la vaccination lors d'une poussée, les vaccins vivants atténués sont contre indiqués si prise d'immunosuppresseurs
- Bilan de santé annuel (médicamenteux, rénal, ophtalmologique, hématologique, articulaire...)
- En cas de prise de corticoïdes au long court, une supplémentation en vitamine D et en calcium est recommandée.

## 3) Pathologies associées

**Syndrome des anti-phospholipides**

C'est une maladie auto-immune liée à la présence d'anticorps dirigés contre les phospholipides (composants des enveloppes membranaires). La présence de ces anticorps provoque la formation de **thromboses** artérielle et veineuse, et de fausses couches répétées chez la femme enceinte. Cette pathologie peut être primaire, mais la plupart du temps est associée à d'autres maladies auto-immunes (chez les patients lupiques, on estime que 20 à 30 % développeront un syndrome des anti PL secondaire). Il faudra rechercher :

- Anticorps anti-cardiolipine
- Anticoagulant circulant lupique (anti prothrombinase)
- Anticorps anti-béta 2-glycoprotéine 1 (pas systématique)

Un traitement par antiagrégant plaquettaire/anticoagulant sera prescrit au long court.

- **Syndrome de Gougerot Sjögren** : ou « syndrome sec » auto-immun : inflammation des glandes salivaires et lacrymales (on estime que 30 % de patients lupiques souffrent également de ce syndrome)

– **<u>Thyroïdite Hashimoto</u>** : hypothyroïdie auto-immune

### 4) Cas particulier de la femme enceinte

La grossesse est un **facteur de risque** de poussée lupique et **d'aggravation** de symptômes pré-existants. C'est pourquoi on conseille aux patientes lupiques de « programmer » leur grossesse et d'avoir un lupus stabilisé depuis au moins 6 mois, voire 1 an. Elle sera d'autant plus surveillée qu'une grossesse lambda.

| Risques pour la mère | Risques pour le fœtus |
|---|---|
| – Fausses couches à répétition<br>– Avortement spontané<br>→ Rechercher un syndrome des PL<br>– Pré-éclampsie | – Retard de croissance, prématurité<br>– **Lupus néonatal** :<br>• Associé à la présence chez la mère d'anticorps anti-SSA<br>• Eruption cutanée, qui régressera spontanément à la disparition des Ac maternels<br>• Bloc auriculo-ventriculaire congénital : 1 % de risque d'avoir cette atteinte irréversible, responsable de mort *in utero* |

# Item 34

## Déficits immunitaires congénitaux

## I. Généralités : déficit immunitaires congénitaux

Les **déficits immunitaires** (DI) **congénitaux** sont classés selon le type de cellules touchées :
- LT : DI cellulaire
- LB : DI humoral
- LB et LT : DI combinés
- PNN, monocyte et macrophage : DI de la phagocytose
- Complément : DI du complément

Ils se manifestent par certains symptômes comme :
- **Retard staturopondéral chez l'enfant**
- **Pathologies infectieuses** +++
  - DI cellulaire : il faut faire attention aux mycobactéries, aux virus et aux infections opportunistes
  - DI humoral : il faut faire attention aux bactéries encapsulées
  - DI de la phagocytose : il faut faire attention aux bactéries pyogènes et aux champignons filamenteux type aspergillus
  - DI du complément : il faut faire attention aux bactéries encapsulées
- **Maladies auto-immunes**
- **Cancers**
- **Granulomatoses systémiques**
- **Manifestations allergiques**

Il faut évoquer un DI congénitale si :

| Chez l'enfant | Chez l'adulte |
|---|---|
| – > 6 à 8 otites par an chez le moins de 4 ans<br>– > 2 à 4 otites par an chez le plus de 4 ans<br>– Persistance des otites après l'âge de 5 ans ou 2 sinusites ou 2 pneumonies par an<br>– Un seul épisode d'infection bactérienne invasive<br>– 2 mois de traitement antibiotique par an ou traitement antibiotique IV<br>– Mycose cutanéomuqueuse persistante<br>– Infections virales répétées ou chroniques<br>– Diarrhée chronique avec perte de poids<br>– Ralentissement de la croissance staturopondérale<br>– Épisodes de fièvre inexpliquée<br>– Manifestations auto-immunes ou granulomateuses<br>– Antécédent familial de DI congénital<br>– Allergies sévères | – > 2 otites ou sinusites ou pneumonies par an<br>– Dilatation des bronches et/ou bronchites répétées sans cause<br>– > 2 mois de traitement antibiotique par an<br>– Mycose cutanéomuqueuse persistante<br>– Infections virales répétées ou chroniques<br>– Diarrhée chronique avec perte de poids<br>– Épisodes de fièvre inexpliquée<br>– Manifestations auto-immunes ou granulomateuses<br>– Antécédent familial de DI congénitaux<br>– Toute infection bactérienne invasive à germe encapsulé |

| Tests biologiques | |
|---|---|
| 1ère recherche | |
| **Hémogramme** | – Pour apprécier la formule leucocytaire<br>– Test pour la formule lymphocytaire : cytométrie en flux<br>– ± frottis sanguin : recherche des corps de Jolly en faveur d'une asplénie |
| | – La lymphopénie peut être en faveur d'un déficit de l'immunité cellulaire |
| **Électrophorèse des protéines** | – Oriente en fonction du profil de l'électrophorèse (exemple : pic en β) |

| | |
|---|---|
| **Dosage pondérale des Ig** | – Immunonéphélémétrie (mesure du rayonnement absorbé) / immunoturbidimétrie (mesure du rayonnement diffusé)<br>– Pas interprétable avant l'âge de 4 mois |
| | – Si ↓ : déficit immunitaire humoraux ou combinés |
| **Études des sérologies post-vaccinales** | – Pour apprécier la capacité de production d'Ac spécifiques (antiprotidique ou antipolysaccharidique)<br>– Par TROD ou ELISA |
| **2$^{ème}$ recherche** | |
| **Anomalie sur la 1$^{ère}$ recherche** | |
| **Phénotypage des LT, LB et LNK** | – Pour apprécier la présence des différentes populations lymphocytaires<br>– Par cytométrie en flux |
| **Prolifération lymphocytaire ou test de transformation lymphoblastique** | – Permet d'évaluer in vitro la capacité de réponse des LT en réponse à une stimulation non spécifique par des mitogènes induisant la division cellulaire et la différenciation |
| **Absence d'anomalie sur la 1$^{ère}$ recherche** | |
| **Étude des fonctions phagocytaires** | – Étude de l'explosion oxydative phagocytaire :<br>• Test au Nitro Blue Tetrazolium (NBT)<br>• Test par digydrorhodamine (DHR)<br>– Test de migration des phagocytes : Migratest<br>– Étude de la phagocytose et de la bactéricidie : Phagotest<br>– Étude du chimiotactisme |
| **Dosage de IgE** | – Pour apprécier un syndrome d'hyper IgE |
| **Exploration des voies du compléments** | – CH50 : explore la voie classique et commune<br>Quantité de sérum qu'il faut ajouter pour aboutir à la lyse de 50 % des hématies de moutons<br>– AP50 : explore la voie alterne<br>Quantité de sérum qu'il faut ajouter pour aboutir à la lyse de 50 % des hématies de lapin<br>– Dosage de C3 et C4 |
| **Dosage des sous classes d'IgG** | – Chez les patients étant symptomatiques mais ayant un dosage IgG normal |

## II. Immunité adaptative : déficit de l'immunité humorale

| Maladie de Bruton = Agammaglobulinémie liée à l'X | |
|---|---|
| **Epidémiologie** | – **Déficit récessif lié à l'X** (que les hommes sont atteints, Femme porteuse) : la plus fréquente des agammaglobulinémies<br>– Fréquence : 1 / 100 000<br>– Il existe aussi l'agammaglobulinémie **autosomique récessive** qui est beaucoup plus rare |
| **Physiopathologie** | – Mutation du gène codant la **Btk** (tyrosine kynase de Bruton)<br>– Kinase impliquée dans la signalisation et la maturation via le BCR du LB<br>– LB bloqué au stade pré-B |
| **Clinique** | – Diagnostic entre 6 et 18 mois : symptomatiques après la perte des IgG maternelles<br>– **Infection bactérienne fréquente** (à bactérie encapsulées) : *S. pneumoniae, H. influenzae, N. meningitidis*<br>– **Organes lymphoïdes petits** voire absents : amygdales, ganglions, ... |
| **Biologie** | – Hémogramme et phénotypage lymphocytaire : LB ± 0<br>– Électrophorèse des protéines plasmatiques<br>– Dosage pondéral des Ig :<br>• Absence d'IgM<br>• Hypogammaglobulinémie : IgA, IgG<br>– Sérologie post-vaccinale : pas d'Ac vaccinaux<br>– Test génétique moléculaire<br>– Diagnostic prénatal possible si antécédent dans la famille |
| **Traitements** | – Pas de traitement curatif<br>– Gammaglobuline IV ou SC<br>– Antibioprophylaxie : Bactrim®<br>– Kinésithérapie respiratoire |

| Syndrome hyper-IgM | |
|---|---|
| **Epidémiologie** | – **Déficit récessif lié à l'X** (que les hommes sont atteints, femmes porteuses) : déficit en ligand du CD40 (= CD154)<br>– **Autosomique récessif** : déficit en CD40, ou en AID, ou en UNG |
| **Physiopathologie** | – **CD40** (sur le LT) ou **CD154** (sur le LB) sont impliqués dans la **commutation isotypique** (*cf. Réponse immunitaire adaptative humorale – Réponse au Ag thymo-dépendant*)<br>– La liaison à CD40 permet la **production**, à partir d'IgM, **d'IgA**, **d'IgG** et **d'IgE** = phénomène bloqué = **accumulation d'IgG** (*Cf. Section II item 31 – Réponse immunitaire adaptative humorale – Coopération cellulaire)* |
| **Clinique** | – **Infections pulmonaires** récurrentes à **pathogènes opportunistes** dans l'enfance : pneumonie à *Pneumocystis jirovecii* (très souvent)<br>– **Diarrhée chronique** (à *Cryptosporidium spp.* par exemple)<br>– **Syndrome lymphoprolifératif** : adénopathies, splénomégalie, ...<br>– **Hyperplasie lymphoïde**<br>– **Mortalité** élevée **avant la puberté**<br>– Après la puberté : **cirrhose** ou **lymphome B** +++ |

| | |
|---|---|
| **Biologie** | – Hémogramme et phénotypage lymphocytaire : LB ↓ ± Neutropénie<br>– Test de transformation lymphoblastique (TTL)<br>– Électrophorèse des protéines plasmatiques<br>– Dosage pondérale des Ig :<br>• IgM normaux voire ↑<br>• IgG, IgA et IgE ± 0<br>– Sérologie post-vaccinale : pas d'Ac vaccinaux<br>– Dosage par cytométrie en flux de l'expression de **CD40** ou **CD154**<br>– Test génétique moléculaire<br>– Diagnostic prénatal possible si antécédent dans la famille |
| **Traitements** | – Pas de traitement curatif<br>– **Gammaglobuline IV ou SC**<br>– Antibioprophylaxie : Bactrim®<br>– Greffe de cellules souches hématopoïétiques<br>– Kinésithérapie respiratoire |

| **Déficit immunitaire commun variable ou DICV :** | |
|---|---|
| **Epidémiologie** | – Déficit immunitaire congénital **SYMPTOMATIQUE le plus courant** +++<br>– Fréquence : 1/25 000 à 50 000<br>– ♂ = ♀<br>– Diagnostic entre **20 et 40 ans** |
| **Physiopathologie** | – Maladie de **causes hétérogènes** : 20 gènes à l'origine des DICV<br>• Gènes codant pour la coopération lymphocytaire B et T (CD278)<br>• Gènes codant pour la prolifération et la différenciation des LB (BLyS receptor, CD19, ...) |
| **Clinique** | – **Infections ORL et pulmonaires répétées** : scanner thoraco-abdominal + exploration fonctionnelle respiratoire<br>– **Maladie et cytopénies auto-immunes** (¼ des patients) : maladie de Biermer, connectivites, thyroïdite ...<br>– **Diarrhées chroniques** : *Giardia, Campylobacter, Salmonella*<br>– **Syndrome lymphoprolifératif** : adénopathies, splénomégalie, voire lymphome<br>– **Hyperplasie lymphoïde**<br>– **Granulomatose :** il faut évoquer le DICV s'il y a en parallèle une hypogammaglobulinémie |
| **Biologie** | – Hémogramme et phénotypage lymphocytaire : LT ↓ voire normaux, LB normaux<br>– Immunophénotypage des LB : recherche d'un défaut de maturation, très peu de LB mémoire<br>– Test de transformation lymphoblastique (TTL)<br>– Électrophorèse des protéines plasmatiques<br>– Dosage pondérale des Ig :<br>• IgA et IgG ↓<br>• IgM ↓ voire normale<br>– Sérologie post-vaccinale : pas d'Ac vaccinaux |

| | |
|---|---|
| **Traitements** | – Pas de traitement curatif<br>– **Gammaglobuline IV ou SC**<br>– Vaccination :<br>• Peu efficace mais recommandée<br>• CI des vaccins vivants atténués<br>– Antibioprophylaxie : Bactrim®<br>– Kinésithérapie respiratoire |

| | **Déficit sélectif en IgA** |
|---|---|
| **Epidémiologie** | – Fréquence : 1/100 à 1000<br>– Déficit immunitaire congénital le plus courant<br>– Mode de transmission inconnu |
| **Clinique** | – **Asymptomatique** le plus souvent<br>– **Infections pulmonaires chroniques**<br>– **Diarrhée**<br>– **Allergie**<br>– **Maladies auto-immunes** |
| **Biologie** | – Électrophorèse des protéines plasmatiques<br>– Dosage pondéral des Ig :<br>• IgA ± 0<br>• IgM, IgG et IgE normaux<br>– Sérologie post-vaccinale : normal |
| **Traitements** | – Pas de traitement curatif<br>– Antibioprophylaxie dans les cas graves : Bactrim® |

| | **Déficit en sous classe d'IgG** |
|---|---|
| **Epidémiologie** | – Fréquence : rare<br>– ♀ = ♂ |
| **Clinique** | – **Infection ORL et pulmonaires : sinusites, otites, bronchites, pneumonies …** |
| **Biologie** | – Électrophorèse des protéines plasmatiques<br>– Dosage pondérale des Ig : normal<br>– Dosage des sous classes d'IgG (enfant > 18 mois) :<br>• Déficit en IgG1 / IgG3<br>• Déficit en IgG2 / IgG4 : sérologie post-vaccinale anormale |
| **Traitements** | – Pas de traitement curatif<br>– Surveillance<br>– Antibioprophylaxie saisonnière |

| | **Déficit sélectif en Ac spécifiques** |
|---|---|
| **Epidémiologie** | – Fréquence : rare |
| **Clinique** | – **Infection ORL et pulmonaires : sinusites, otites, bronchites, pneumonies …**<br>– **Pas de réponse aux vaccins contenant des Ag polysaccharidiques** |

| | |
|---|---|
| **Biologie** | – Électrophorèse des protéines plasmatiques<br>– Dosage pondérale des Ig : normal<br>– Dosage des sous classes d'IgG (enfant > 18 mois) : normal<br>– Sérologie post-vaccinale avec des vaccins polysaccharidiques : pas d'Ac vaccinaux<br>– Sérologie post-vaccinale avec des vaccins conjugués : normale |
| **Traitements** | – Pas de traitement curatif<br>– Surveillance<br>– Antibioprophylaxie saisonnière<br>– Vaccination avec des vaccins conjugués |

## III. Immunité adaptative : déficit de l'immunité cellulaire

| **Déficits immunitaires combinés sévères** | |
|---|---|
| **Epidémiologie et physiopathologie** | – Fréquence : 1/75 000 à 100 000 (rare)<br>– Diagnostic dans les premières semaines de vie<br>– Espérance de vie < 2 ans<br>– 4 étiologies :<br>• **Absence de LT, LB et LNK** : déficit en enzyme de la voie de catabolisme des bases puriques entrainant l'apoptose de leurs précurseurs<br>▪ **Déficit autosomique récessif** en adénosine désaminase (**ADA**)<br>▪ Déficit en **Purine Nucleoside Phosphorylase**<br>• **Absence de LT et LB** : **déficit autosomique récessif** des gènes **RAG1** et **RAG2** qui interviennent dans la recombinaison de l'ADN pour la commutation de phase<br>• **Absence de LT et LNK** :<br>▪ **Déficit lié à l'X**, mutation de la **chaine γ** du récepteur à l'IL-2 qui est commune aux récepteurs à l'IL-4, l'IL-7, l'IL-9, l'IL-15 et à l'IL-21<br>▪ **Déficit autosomique récessif** du gène JAK3<br>• **Absence de LT** : défaut du gène codant le récepteur à l'IL-7 ou codant le CD3. |
| **Clinique** | – **Infections pulmonaires et digestives récurrentes dès les premières semaines de vie :**<br>• Opportunistes : pneumocystose, tuberculose secondaire au vaccin<br>• Virales chroniques : CMV, adenovirus<br>• Fongiques chroniques : candidoses cutanéomuqueuses<br>• Bactériennes chroniques : méningocoque, pneumocoque ...<br>– **Diarrhées chroniques**<br>– **Hypoplasie lymphoïde** : thymus et ganglionnaire<br>– **Cassure staturo-pondérale** |
| **Biologie** | – Hémogramme et phénotypage lymphocytaire : lymphopénie T profonde (LB et LNK selon le déficit)<br>– Immunophénotypage des LT, LB et LNK : recherche d'un défaut de maturation<br>– Test de transformation lymphoblastique (TTL)<br>– Électrophorèse des protéines plasmatiques<br>– Dosage pondérale des Ig : Hypogammaglobulinémie (IgG, IgA, IgM et IgE)<br>– Sérologie post-vaccinale : pas d'Ac vaccinaux<br>– Test génétique moléculaire |

| | |
|---|---|
| **Traitements** | – **Greffe de CSH**<br>– **Gammaglobuline IV ou SC**<br>– Traitement de substitution enzymatique pour le déficit en ADA<br>– Thérapie génique en cours de développement<br>– Prophylaxie :<br>• Isolement du patient en enceinte stérile<br>• Antibioprophylaxie : Bactrim®<br>• Antifongique<br>• CI des vaccins vivants atténués |

| **Déficits immunitaires combinés** | | | |
|---|---|---|---|
| | **Syndrome de Wiskott-Aldrich** | **Syndrome de DiGeorge** | **Ataxie-Télangiectasie** |
| **Epidémio** | – **Récessive liée à l'X**<br>– Fréquence : 1 /100 000<br>– Manifestation pendant l'enfance | – **Autosomique dominant ou de novo**<br>– Fréquence : 1/5 000 | – **Autosomique récessive**<br>– Fréquence : 1/50 000 |
| **Physiopathologie** | **Mutation du gène WASP** codant pour la réorganisation du cytosquelette dans les cellules hématopoïétiques (polymérisation de l'actine) | **Microdélétion 22q11** : provoque une anomalie des LT<br>2 possibilités :<br>– Aplasie thymique : syndrome complet<br>– Hypoplasie thymique et des parathyroïdes : syndrome partiel | **Anomalie sur le gène ATM** codant pour une protéine de réparation de l'ADN. Cela crée une instabilité chromosomique et une sensibilité aux radiations ionisantes |
| **Clinique** | – Infections bactériennes et virales chroniques : EBV, CMV, HSV<br>– Signes hémorragiques : pétéchies, ecchymoses, purpura, épistaxis, …<br>– Maladie auto-immune : anémie hémolytique, vascularite …<br>– Eczéma chronique<br>– Lymphome à cellule B | – Dysmorphie :<br>• Implantation basse des oreilles<br>• Rétrognathisme<br>• Augmentation de la distance entre les yeux<br>– Retard de développement : trouble psychologiques<br>– Trouble cardiaque congénitale<br>– Aplasie ou hypoplasie thymique<br>– Infections fréquentes | – Ataxie cérébelleuse :<br>• Mouvements anormaux de la tête<br>• Troubles de l'équilibre<br>• Mouvements oculaires anormaux<br>• Mauvaises coordinations<br>• Tremblements des extrémités<br>• Déficit intellectuel<br>– Télangiectasie : vaisseaux sanguins fragilisés<br>– Infections respiratoires à répétition<br>– Retard de croissance |

| | | | |
|---|---|---|---|
| **Biologie** | – Hémogramme et phénotypage lymphocytaire :<br>• Microplaquettes<br>• Thrombopénie<br>• LT ↓<br>• LB N<br>– Test de transformation lymphoblastique (TTL)<br>– Électrophorèse des protéines plasmatiques<br>– Dosage pondérale des Ig :<br>• IgG normale<br>• IgA et IgE ↑<br>• IgM ↓<br>– Sérologie post-vaccinale : pas d'Ac vaccinaux<br>– Test génétique moléculaire<br>– Diagnostic prénatal possible si antécédent dans la famille | – Hémogramme et phénotypage lymphocytaire :<br>• LT ↓<br>• LB normaux ou ↓<br>– Test de transformation lymphoblastique (TTL) : diminution de la réponse aux mitogènes<br>– Ionogramme : hypocalcémie<br>– Électrophorèse des protéines plasmatiques<br>– Dosage pondérale des Ig : hypogammaglobulinémie<br>– Sérologie post-vaccinale<br>– Test génétique moléculaire : FISH pour repérerer la délétion 22q11<br>– Échocardiographie<br>– RX thorax : évaluer l'ombre thymique | – Diagnostic difficile à établir<br>– Hémogramme et phénotypage lymphocytaire :<br>• LT normaux puis ↓<br>• LB normaux<br>– Test de transformation lymphoblastique (TTL) :<br>– Augmentation de **l'α-foetoprotéine**<br>– Électrophorèse des protéines plasmatiques<br>– Dosage pondérale des Ig : hypogammaglobulinémie<br>– Sérologie post-vaccinale<br>– Test génétique moléculaire<br>– Diagnostic prénatal possible si antécédent dans la famille |
| **Traitements** | – Greffe de CSH<br>– Thérapie génique en cours de développement<br>– Gammaglobuline IV ou SC<br>– Antibioprophylaxie<br>– Corticoïde en crème pour l'eczéma<br>– Agoniste du récepteur à la thrombopoïétine en attente de greffe | – Greffe de CSH ou transplantation thymique<br>– Supplémentation en Ca et en Vit. D<br>› Chirurgie cardiaque<br>› Rééducation orthophonique<br>› Psychothérapie<br>› Antibiotique prophylactique | – Kinésithérapie<br>– Antibiotique prophylactique<br>– Orthophonie<br>– β-bloquants |
| | **CI aux vaccins vivants atténués** : ROR, BCG, rotavirus, fièvre jaune, VZV | | |

## IV. Immunité innée

### 1) Déficit de la phagocytose

| Neutropénie congénitale sévère | |
|---|---|
| **Épidémiologie** | – Fréquence : 1/250 000 naissances<br>– Découverte tôt dans l'enfance |
| **Physiopathologie** | – Plusieurs étiologies possibles :<br>• Mutation autosomique récessive du gène HAX1 : agranulocytose de Kostamann<br>• Mutation autosomique dominante du gène ELA2 : neutropénie chronique et cyclique<br>– Blocage au stade des progéniteurs (promyélocyte) des PNN |
| **Clinique** | – Fièvre<br>– Infections bactériennes et fongiques ORL, cutanées et pulmonaires répétées et sévères<br>– Gingivite hémorragique<br>– Évolution en leucémie ou SMD |

| | |
|---|---|
| **Biologie** | – Hémogramme et phénotypage lymphocytaire :<br>• Agranulocytose profonde < 0,2 G/L<br>• Monocytose et Éosinophilie<br>– Myélogramme : blocage au stade promyélocytaire<br>– Test génétique moléculaire<br>– Diagnostic prénatal possible si antécédent dans la famille |
| **Traitements** | – Antibioprophylaxie préventive<br>– G-CSF (Attention au risque leucémique) |

| **Granulomatose septique chronique** | |
|---|---|
| **Épidémiologie** | – Fréquence : 1/150 000 naissances<br>– Découverte tôt dans l'enfance mais aussi à l'âge adulte |
| **Physiopathologie** | – Déficit **qualitatif** en NADPH oxydase : difficulté pour la phagocytose (absence de radicaux oxygénés)<br>– Plusieurs étiologies possibles :<br>• Mutation autosomique récessive du gène NSF1, NSF2, CYBA :<br>• Mutation liée à l'X du gène CYBB : neutropénie chronique et cyclique |
| **Clinique** | – Fièvre<br>– Infections bactériennes et fongiques répétées et sévères :<br>– Granulomatose disséminée touchant les voies digestives, urinaires et la peau.<br>– Abcès profonds<br>– Retard de croissance staturo-pondérale<br>– Douleur abdominale et diarrhée |
| **Biologie** | – Hémogramme et phénotypage lymphocytaire : normal<br>– Dosage pondéral des Ig : normal<br>– Test de transformation lymphoblastique (TTL) : normal<br>– Électrophorèse des protéines plasmatiques et dosage pondérale des Ig : normal<br>– Test d'oxydation au nitro-blue tétrazolium ou à la dihydro-rhadamine : permet de mesurer la production d'anions superoxydes : ↓<br>– Test génétique moléculaire<br>– Diagnostic prénatal possible si antécédent dans la famille |
| **Traitements** | – Antibioprophylaxies et antifongiques : Bactrim® + Itraconazole<br>– IFN-γ<br>– Greffe de CSH<br>– Transfusion de PNN<br>– Thérapie génique à venir |

| **Déficit d'adhésion leucocytaire** | |
|---|---|
| **Épidémiologie** | – Fréquence : inconnue<br>– Découverte tôt dans l'enfance |
| **Physiopathologie** | – Mutation autosomique récessive du gène IGTB2 : empêche la diapédèse |
| **Clinique** | – Retard de chute du cordon ombilical<br>– Infections bactériennes et fongiques sans signes inflammatoires cliniques |

| | |
|---|---|
| **Biologie** | – Hémogramme et phénotypage lymphocytaire : hyperleucocytose à PNN<br>– Cytométrie en flux pour repérer le CD15 et le CD18 membranaire<br>– Diagnostic prénatal possible si antécédent dans la famille |
| **Traitements** | – Antibioprophylaxie préventive<br>– Greffe de CSH |

## 2) Déficit du complément

### a) *Clinique*

Selon la protéine du complément manquante (C2 et C6 sont les déficits les plus courants), le tableau clinique est variable :

| Protéine | Signes cliniques |
|---|---|
| **C1 (voie classique)** | – Maladie à complexes immuns : LED, glomérulonéphrites, vascularite, sclérodermie, DT1, hépatite auto-immune |
| **C2 (voie classique)** | – Maladie à complexes immuns : LED, glomérulonéphrites, vascularite, sclérodermie, DT1, hépatite auto-immune<br>– Infections récurrentes à pyogènes par des bactéries encapsulées |
| **C3 (voie classique)** | – Infections récurrentes à pyogènes par des bactéries encapsulées |
| **C4 (voie classique)** | – Maladie à complexes immuns : LED, glomérulonéphrites, vascularite, sclérodermie, DT1, hépatite auto-immune<br>– Infections récurrentes à pyogènes par des bactéries encapsulées |
| **C5, C6, C7, C8, C9 (voie commune)** | – Infection à N. meningitidis et gonorrhoeae |
| **Facteur B et D (voie alterne)** | – Infection à N. meningitidis et gonorrhoeae |
| **C1q** | – Angioedème bradykinique |
| **Facteur I et H** | – Infections récurrentes à pyogènes par des bactéries encapsulées |

### b) *Diagnostic biologique*

| Test | Fonctionnement |
|---|---|
| **Activité hémolytique du sérum (CH50)** | – Il explore l'activité fonctionnelle de la voie classique et commune du complément<br>– S'il est ↓, un dosage de chaque protéine de la voie classique et commune doit être fait |
| **Temps d'hémolyse 50 (AP50)** | – Il explore l'activité fonctionnelle de la voie alterne du complément<br>– S'il est ↓, un dosage du facteur B, D et P doit être fait |
| **Dosage de C3** | – Il permet de dépister un déficit en facteur I et H |
| **Dosage de C4** | – Il permet de dépister des maladies immunitaires, ou des infections bactériennes ou virales |

#### c) *Traitements*

- Antibioprophylaxie
- Vaccination obligatoire

#### d) *Angioedèmes bradykiniques*

| Angiodèmes bradykiniques | |
|---|---|
| **Clinique** | – Fréquence : 1/ 10 000<br>– Œdèmes récidivants SC (pendant 3 à 5 jours)<br>– Pas d'inflammation, pas de prurit, pas d'urticaire<br>– Découverte entre 8 et 10 ans |
| **Physiopathologie** | – **Déficit en inhibiteur de la protéine C1 (C1inh) du complément** : il contrôle la voie classique du complément, la phase de contact de la coagulation et la cascade fibrinolytique.<br>– Transmission autosomique dominante<br>– Déficit quantitatif (majorité) ou qualitatif |
| **Biologie** | – Dosage pondéral de Ig<br>– Étude fonctionnelle du C1inh |
| **Traitement** | – Perfusion de C1inh (Cinryze®)<br>– **Lanadelumab** (Takhzyro®) : inhibe l'activité protéolytique de la kallikréine plasmatique. La kallibréine protéolyse le kininogène de haut poids moléculaire (KHPM) en bradykinine et en kininogène de bas poids moléculaire (KBPM) |

## V. Immunoglobuline thérapeutique

| Immunoglobuline thérapeutique | | | |
|---|---|---|---|
| **Généralités** | – Médicament dérivé du sang | | |
| | – Clairyg IV<br>– Flebogamma IV<br>– Gammagard IV<br>– Gamunex IV<br>– Kiovig IV | – Octagam IV<br>– Panzyga IV<br>– Privigen IV<br>– Tegeline IV | – Cuvitru SC<br>– Gammanorm SC<br>– Hizentra SC<br>– Hyqvia SC |
| **Production** | – **Origine humaine : elles proviennent de pool de plasma humain**<br>1. Poches de plasma congelées<br>2. Cryoprécipitation<br>3. Centrifugation : surnageant et cryoprécipité<br>4. Surnageant : liquide jaune (Ig, albumine, protéines plasmatiques<br>Cryoprécipité : solide (facteurs de coag.)<br>5. Isolement et purification des Ig par chromatographie<br>6. Mise en forme pharmaceutique et conditionnement | | |
| **Indication** | – Traitement de substitution (Déficit immunitaire)<br>– Immunomodulateur (Maladie auto-immunes : PTI, ...) | | |

| | |
|---|---|
| **Mécanisme d'action** | – Anti-infectieux : anticorps d'un donneur avec des spécificités variées (via le fragment Fab)<br>– Active ou inhibe les cellules de l'immunité en se fixant aux récepteur d'FcγR : activation du complément, modulation de la production de cytokines<br>– Neutralisation d'Ac dans certaines maladies auto-immunes |
| **Contres indications** | – Patient avec un déficit en IgA : risque de production d'IgE anti-IgA<br>– Hypersensibilité à certains composants |
| **Effets secondaires** | – Réaction locale au point d'injection<br>– Myalgie, fièvre, frissons céphalées, nausées, vomissements<br>– Hypersensibilité<br>– Accident thromboembolique |

# Section V : Sciences du Médicament

# Item 38

## Immunosuppresseurs

## I. Cytokines

### 1) TNFα

| DCI | Adalimumab | Certolizumab | Etanercept | Golimumab | Infliximab |
|---|---|---|---|---|---|
| Nom commercial | Médicament biologique de référence :<br>– **Humira®**<br>Biosimilaires :<br>– Amgevita®<br>– Hulio®<br>– Hyrimoz®<br>– Idacio®<br>– Imraldi® | Médicament biologique de référence :<br>– **Cimzia®** | Médicament biologique de référence :<br>– **Enbrel®**<br>Biosimilaires :<br>– Benepali®<br>– Erelzi® | Médicament biologique de référence :<br>– **Simponi®** | Médicament biologique de référence :<br>– **Remicade®**<br>Biosimilaires :<br>– Remsima®<br>– Inflectra®<br>– Flixabi® |
| Forme galénique | SC | | | | IV |
| Compo. qualitative | **Anticorps monoclonal humain** recombinant de type IgG1 | **Fragment Fab' d'anticorps humanisé recombinant,** conjugué à du Polyéthylène Glycol (Allonge sa demi-vie) | **Protéine de fusion** composée du domaine extracellulaire d'un récepteur au TNF et la portion Fc d'une Ig de type IgG1(Récepteur soluble qui fixe 2 TNFα) | **Anticorps monoclonal humain** recombinant de type IgG1 | **Anticorps monoclonal chimérique humain/murin** de type IgG1 |
| Mécanisme d'action | **Liaison spécifique au TNFα : neutralise la fonction biologique en bloquant son interaction avec son récepteur** | | | | |
| Action du TNFα | – Effet pro-inflammatoire par libération des IL-1 et IL-6 : fièvre, CRP, prostaglandines<br>– Effet pro-coagulant indirect : protéine de l'inflammation comme le fibrinogène<br>– Effet anti-tumoral et anti-infectieux par stimulation des leucocytes | | | | |
| T ½ | 10 à 20 jours | 14 jours | 3 jours | 9 à 15 jours | 9 à 12 jours |
| Indication | – **Maladie de Crohn** (en cas d'échec à une autre thérapeutique)<br>– **Polyarthrite rhumatoïde** en monothérapie ou en association au Méthotrexate (2nde intention)<br>– **Psoriasis**<br>– Rhumatisme psoriasique<br>– Rectocolite hémorragique<br>– Spondylarthrite ankylosante | | | | |
| Bilan pré-thérapeutique | – **Cf. VI – Bilan pré-thérapeutique avant l'instauration d'un immunosuppresseur**<br>– Cancer solide : Dépistage | | | | |

| | |
|---|---|
| **CI** | Absolue :<br>– Infection : Tuberculose, Septicémie …<br>– Neuropathie démyélinisante<br>– Nouveau-né et Nourrisson<br>– IC congestive sévère<br>Relative :<br>– Cancer solide < 5 ans |
| **Interactions** | – Vaccins vivants atténués<br>– Anakinra : Infection et neutropénie<br>– Abatacept : Infection grave<br>– Sulfasalazine : Leucopénie |
| **EI** | Infections : Respiratoires (Tuberculose) …<br>Hématologiques : Leucopénie, anémie, …<br>Métaboliques : Hyperlipidémie<br>Système nerveux : Céphalées, migraines, syndrome démyélinisant …<br>Gastro-intestinaux : Nausées, vomissements, …<br>Hépatiques : Elévation des transaminases, hépatite …<br>Cutanés : Rash, douleur au point d'injection<br>Cancérologie : Tumeurs solides et lymphomes<br>Cardiologie : Tachycardie, infarctus … |
| **Grossesse** | En pratique :<br>– Dosage des ß-HCG avant l'instauration de la thérapie<br>– Si on découvre une grossesse durant une thérapie, arrêt de la thérapie sauf si avis médical contraire avec une dernière injection programmée avant le 3ème trimestre<br>– Après la naissance, attention aux vaccins vivants atténués chez l'enfant si la mère a continué sa thérapie durant la deuxième moitié de grossesse. L'enfant est considéré immunodéprimé 6 mois après la dernière injection.<br>– Pas de problème pour l'allaitement<br>En théorie : Aucun élément rapporté lors du 1er trimestre |
| **Anticorps neutralisant** | **L'organisme peut s'immuniser contre les anti-TNFα.** Ils sont reconnus comme du « non soi » et entrainent le déclenchement de l'immunité adaptative avec une production d'anticorps appelés **HAMA** (Human Anti-Mouse Antibody). Cet anticorps accélère l'élimination de la thérapie.<br>**L'Infliximab** est l'anticorps **le plus immunogène** contrairement à **l'Étanercept** qui l'est le **moins.** L'association au **méthotrexate** permet de **réduire** l'apparition de ces anticorps. On peut entreprendre un suivi des concentrations de ces anticorps pour prévoir une stratégie thérapeutique. |

## 2) IL-1

### a) *Anticorps*

| **DCI** | **Canakinumab** |
|---|---|
| **Nom commercial** | Médicament biologique de référence :<br>– Ilaris® IV et SC |
| **Compo. qualitative** | **Anticorps monoclonal humain de type IgG1** |
| **Mécanisme d'action** | **Il est dirigé contre l'IL-1ß : il neutralise son activité biologique** |

| | |
|---|---|
| **Action de l'IL-1** | <u>IL-1</u> :<br>– **Synthèse des médiateurs inflammatoires (prostaglandines)**<br>– **Stimulation des lymphocytes**<br>– **Activation des phagocytes** |
| **T ½** | 26 jours |
| **Indication** | – Goutte<br>– Maladie de Still<br>– Polyarthrite juvénile chronique<br>– Urticaire familiale au froid<br>– Hors AMM : COVID-19 |
| **Bilan pré-thérapeutique** | – Cf. VI – Bilan pré-thérapeutique avant l'instauration d'un immunosuppresseur<br>– Arrêt des traitements immunosuppresseurs sauf exceptions<br>– S'il y a un traitement concomitant par Colchicine, adapter la posologie (Anti IL-1 = inhibiteur des cytochromes) |
| **CI** | <u>Absolue</u> :<br>– Hypersensibilité<br>– Grossesse et allaitement<br>– Nouveau-né, nourrisson, enfant jusque 17 ans<br>– Neutropénie<br>– Agranulocytose<br>– Infection |
| **Interactions** | – Vaccins vivants atténués : ils sont possibles 3 semaines avant la première injection<br>– Canakinumab : Anti TNFα : majoration des infections |
| **EI** | <u>Infections</u> : Infections du tractus respiratoire, infection de l'oreille, cellulite, gastro-entérite, infection urinaire, candidose vulvo-vaginale<br><u>Hématotoxicité</u> : Anémie, thrombopénie<br><u>Troubles musculaires</u> : Arthralgie<br><u>Troubles nerveux</u> : Vertiges<br><u>Troubles gastro-intestinaux</u> : Douleurs abdominales hautes, RGO<br><u>Troubles rénaux :</u> Elévation de la créatininémie, protéinurie,<br><u>Troubles cutanés</u> : Douleur au point d'injection |

**b) *Protéine recombinante***

| **DCI** | **Anakinra** |
|---|---|
| **Nom commercial** | <u>Médicament biologique de référence</u> :<br>– Kineret® SC |
| **Compo. qualitative** | **Protéine recombinante** analogue d'une protéine endogène agoniste du récepteur à l'IL-1 |
| **Mécanisme d'action** | **Antagoniste compétitif de l'IL-1 (α et β)** |
| **Action de l'IL-1** | – **Synthèse des médiateurs inflammatoires (prostaglandines)**<br>– **Stimulation des lymphocytes**<br>– **Activation des phagocytes** |

| | |
|---|---|
| **T ½ et élimination** | – 4 à 6 heures<br>– Rénale |
| **Indication** | – Maladie de Still<br>– Polyarthrite juvénile chronique<br>– Polyarthrite rhumatoïde en association avec le méthotrexate (2nde intention)<br>– Urticaire familiale au froid<br>– Hors AMM : goutte, COVID-19, |
| **Bilan pré-thérapeutique** | – **Cf. VI – Bilan pré-thérapeutique avant l'instauration d'un immunosuppresseur**<br>– Arrêt des traitements immunosuppresseurs sauf exceptions<br>– S'il y a un traitement concomitant par Colchicine, adapter la posologie (Anti IL-1 = inhibiteur des cytochromes)<br>– Effet tératogène → contrôle de grossesse → Dosage des β-HCG avant l'initiation |
| **CI** | – Absolue :<br>– Hypersensibilité<br>– Neutropénie<br>– IR sévère |
| **Interactions** | – Vaccins vivants atténués<br>– Anti-TNF α : risque d'infection grave (agranulocytose) |
| **EI** | Infections : **+++**<br>Hématotoxicité : **Neutropénie**, thrombopénie<br>Troubles métaboliques : Hypercholestérolémie<br>Troubles nerveux : **Céphalées**<br>Troubles hépato-biliaires : Hépatite, augmentation des transaminases<br>Troubles cutanés : Douleur au point d'injection, rash |
| **Grossesse** | – Consultation préconceptionnelle : évaluation de la balance bénéfice/risque<br>– Si la patiente tombe enceinte durant le traitement, il faudra établir une surveillance des infections materno-fœtales |

### 3) IL-2

#### a) *Biothérapie*

| **DCI** | **Basiliximab** |
|---|---|
| **Nom commercial** | Médicament biologique de référence :<br>– Simulect® IV (Bolus ou perf.) |
| **Compo. qualitative** | **Anticorps monoclonal chimérique murin/humain** de type IgG1 |
| **Mécanisme d'action** | **Il est dirigé contre la chaine α du récepteur à l'IL-2 (CD25) exprimé à la surface des lymphocytes T : Arrête leur prolifération** |
| **Action de l'IL-2** | – **Croissance et activation des lymphocytes T**<br>– **Production de cytokines** |
| **T ½** | 7 à 9 jours |

| | |
|---|---|
| **Indication** | – Prévention du rejet de greffe rénale<br>– Hors AMM : prévention du rejet de greffe cardiaque<br>– Il doit toujours être administré en association à la ciclosporine et aux corticoïdes. |
| **CI** | Absolue :<br>– Hypersensibilité<br>– Grossesse et allaitement<br>– Nouveau-né et Nourrisson |
| **Interactions** | – Vaccins vivants atténués |
| **EI** | Infections : Urinaires, respiratoires hautes<br>Hématotoxicité : Anémie<br>Ionogramme : Hyperkaliémie (œdèmes périphériques), hypophosphatémie<br>Troubles métaboliques : Hypercholestérolémie, prise de poids<br>Troubles nerveux : Céphalées<br>Troubles gastro-intestinaux : Constipations/diarrhées, nausées<br>Troubles rénaux : Elévation de la créatininémie<br>Troubles cutanés : Douleur au point d'injection, éruption cutanée, urticaire, hypertrichose<br>Cancérologie : Risque de cancer<br>Troubles cardiologiques : Hypertension artérielle, insuffisance cardiaque |

**b) *Anti-calcineurine***

| DCI | Ciclosporine | Tacrolimus |
|---|---|---|
| **Nom commercial** | – Neoral® *per os*<br>– Sandimmun® IV<br>– Ikervis® collyre<br>– Verkazia® collyre | – Adoport® *per os*<br>– Advagraf® *per os*<br>– Envarsus® *per os*<br>– Modigraf® *per os*<br>– Prograf® *per os* ou IV<br>– Protopic® pommade<br>– Takrozem® pommade |
| **Compo. Qualitative** | – Polypeptide cyclique à 11 acides aminés<br>– Pas de bioéquivalence entre les spécialités<br>– Inhibiteur du CYP3A4 et de la P-GP | – Macrolide<br>– Inhibiteur du CYP3A4 et de la P-GP |
| **Suivi thérapeutique** | – **Marge étroite** : dosage 2 fois par semaine après la greffe et 5 jours après adaptation ou modification des posologies<br>– **Dosage sur sang total** | |
| **Mécanisme d'action** | Les anti-calcineurines inhibent la **calcineurine** intracellulaire en se complexant à des protéines cytoplasmiques :<br>– La **cyclophiline** pour la ciclosporine<br>– Le **FKBP-12** pour le tacrolimus<br>La calcineurine a une activité **phosphatasique** : Elle déphosphoryle le facteur nucléaire des cellules activées NF-ATc, ce qui lui permet de rentrer dans le noyau et activer la transcription de l'IL-2.<br>Son inhibition provoque une accumulation de NF-ATc phosphorylées qui empêche la transcription des gènes codants pour l'Interleukine 2. | |
| **Action de l'IL-2** | – **Croissance et activation des lymphocytes T**<br>– **Production de cytokines** | |

| | | |
|---|---|---|
| **T ½ et élimination** | – 8h<br>– Majoritairement hépatique | – 12 h<br>– Majoritairement hépatique |
| **Indication** | – Prévention du GVHD<br>– Prévention du rejet de greffe<br>– Dermatite atopique (2nde intention)<br>– Polyarthrite rhumatoïde (2nde intention)<br>– Psoriasis (2nde intention)<br>– Syndrome néphrotique (2nde intention)<br>– Uvéite (2nde intention)<br>– Aplasie médullaire acquises (2nde intention)<br>– Kératoconjonctivite vernale (collyre)<br>– Syndrome de l'œil sec (collyre) | – Prévention du GVHD<br>– Prévention du rejet de greffe<br>– Dermatite atopique (2nde intention)<br>– Hors AMM : Glomérulonéphrite extra-membraneuse, maladie de Crohn, rectocolite hémorragique, syndrome néphrotique |
| **CI** | Absolue :<br>– Hypersensibilité à la ciclosporine<br>– Hypersensibilité au tacrolimus ou à d'autres macrolides<br>– Vaccins vivants atténués<br>– Millepertuis<br>– Stiripentol<br>– Allaitement<br>Relative :<br>– Médicament substrat de la P-GP et/ ou du CYP 3A4 | |
| **Interactions** | **Ciclosporine** : Il faut faire régulièrement une ciclosporinémie sur **sang total**<br>– Inhibiteur du CYP 3A4 et/ou de la P-GP (augmente les concentrations) : Nicardipine, métoclopramide, contraceptifs oraux, allopurinol, inhibiteurs de protéase, imatinib, colchicine, érythromycine, antifongiques azolés, vérapamil, amiodarone, pamplemousse<br>– Inducteur du CYP 3A4 et / ou de la P-GP (diminue les concentrations) : Barbituriques, carbamazépine, oxcarbazépine, millepertuis, terbinafine, bosentan, rifampicine<br>– Médicaments néphrotoxiques : aminosides, amphotéricine B, ciprofloxacine, vancomycine, triméthoprime, melphalan, méthotrexate, antagoniste des récepteurs H2, diurétiques hyperkaliémiants, nifédipine | |
| **EI** | Troubles généraux : fièvre, fatigue<br>Infections : virales (LEMP), bactériennes, fongiques et parasitaires<br>Hématotoxicité : Leucopénie, thrombopénie, anémie<br>Ionogramme : hyperkaliémie, hypomagnésémie<br>Troubles musculaires : myalgie, crampe, myopathie<br>**Troubles métaboliques** : dyslipidémie, hyperglycémie, hyperuricémie, prise de poids<br>Troubles nerveux : Tremblement, céphalée, convulsions, paresthésie<br>Troubles gastro-intestinaux : Nausées, vomissements, diarrhée, hyperplasie gingivale, ulcère gastroduodénal<br>**Hépatotoxicité** : hépatite, cholestase,<br>**Troubles rénaux :** dose dépendante, insuffisance rénale<br>Troubles cutanés : Acné, éruption cutanée, hypertrichose, hirsutisme<br>Troubles cardiologiques et vasculaires : hypertension artérielle, bouffée de chaleur<br>Risque de cancer | |
| **Grossesse** | – Tératogène : Contraception efficace durant la thérapie | |

c) ***Inhibiteurs de mTOR***

| DCI | Sirolimus | Évérolimus |
|---|---|---|
| **Nom commercial** | – Rapamune® *per os* | – Afinitor® *per os*<br>– Certican® *per os*<br>– Votubia® *per os* |
| **Compo. Qualitative** | – Appelé aussi Rapamycine<br>– Macrolide | – Dérivé de la Rapamycine |
| **Suivi thérapeutique** | – <u>**Marge étroite**</u> : dosage 2 fois par semaine après la greffe et 5 jours après adaptation ou modification des posologies<br>– **Dosage sur sang total** | |
| **Mécanisme d'action** | Ils se lient à la protéine **FKBP-12**. Ces complexes inhibent une kinase appelée **mTOR** qui est essentielle au cycle cellulaire. Cette inhibition **bloque la transduction du signal de prolifération lymphocytaire**.<br>Normalement, la fixation d'**IL-2** a son récepteur, entraine ce signal de prolifération. | |
| **Action de l'IL-2** | – **Croissance et activation des lymphocytes T**<br>– **Production de cytokines** | |
| **T ½ et élimination** | – Entre 50 et 70 heures chez les transplantés rénaux<br>– Majoritairement hépatique | – 30 heures<br>– Majoritairement hépatique |
| **Indication** | – Lymphangioleiomyomatose<br>– Prévention du rejet de greffe<br>– Hors AMM : anémie hémolytique auto-immune, ostéosarcome<br>En **association** à la ciclosporine et aux corticoïdes | – Adénocarcinome rénal<br>– Cancer du sein HR+<br>– Cancers gastro-intestinaux<br>– Cancer du pancréas<br>– Cancer pulmonaire<br>– Prévention du rejet de greffe |
| **CI** | <u>Absolue</u> :<br>– Hypersensibilité<br>– Grossesse et allaitement<br>– Nouveau-né, nourrisson et enfant | |
| **Interactions** | – <u>Inhibiteur du CYP3A4</u> : Kétoconazole, Voriconazole, Dilitiazem, Vérapamil, Érythromycine (Augmente les concentrations du Sirolimus)<br>– <u>Inducteur du CYP 3A4</u> : Rifampicine (Diminue les concentrations du Sirolimus)<br>– <u>Substrat du CYP 3A4</u> : Sirolimus à donner 4 heures après la prise de Ciclosporine<br>– <u>Substrat de la P-gP</u><br>– Ne pas associer le **Sirolimus** au **Tacrolimus** : augmentation des thromboses hépatiques | |

| | |
|---|---|
| EI | – Troubles généraux : fièvre,<br>– Infections : bactériennes, virales, fongiques (infections pulmonaires et urinaires)<br>– Cancers : cutanés, lymphome<br>– **Hématotoxicité** : thrombocytopénie, anémie, leucopénie, SHU<br>– **Troubles métaboliques** : hypercholestérolémie, hypertriglycéridémie, hyperglycémie<br>– Troubles pulmonaires : embolie<br>– Troubles nerveux : céphalée<br>– Troubles cardiaques : tachycardie, œdème<br>– Troubles vasculaires : hypertension, thrombose veineuse<br>– Troubles gastro-intestinaux : diarrhée, constipation, douleurs abdominales<br>– Troubles hépatiques : augmentation des transaminases<br>– Troubles musculaires et articulaires : arthralgie<br>– Troubles hormonaux : aménorrhée |
| **Grossesse** | – Contraception efficace durant tout le traitement, et pendant 12 semaines après |

**4) IL-6**

| **DCI** | **Siltuximab** | **Tocilizumab** | **Sarilumab** |
|---|---|---|---|
| **Nom commercial** | Médicament biologique de référence :<br>– Sylvant® IV | Médicament biologique de référence :<br>– Roactemra® IV et SC | Médicament biologique de référence :<br>– Kevzara® SC |
| **Compo. qualitative** | **Anticorps monoclonal chimérique humain/murin** | **Anticorps monoclonal humanisé** recombinant de type IgG1 | **Anticorps monoclonal humain** de type IgG1 |
| **Mécanisme d'action** | **Il se lie à la forme bioactive de l'IL-6 : il neutralise l'effet de l'IL-6** | **Il se lie aux récepteurs solubles et membranaires de l'IL-6 : il neutralise l'effet de l'IL-6** | |
| **Action de l'IL-6** | – **Croissance des lymphocytes**<br>– **Différenciation des lymphocytes B en plasmocytes : sécrétion d'immunoglobulines**<br>– **Synthèse des protéines de la phase aiguë de l'inflammation** | | |
| **T ½** | 12 à 20 jours | Concentration dépendante : 6 à 18 jours | 21 jours |
| **Indication** | – Maladie de Castelman multicentrique<br>– Hors AMM : COVID-19 | – Maladie de Horton<br>– Polyarthrite rhumatoïde<br>– Syndrome de relargage cytokinique<br>– Polyarthrite juvénile chronique<br>– Hors AMM : COVID-19, Maladie de Still, Sclérodermie | – Polyarthrite rhumatoïde (2nde intention)<br>– Hors AMM : COVID-19 |
| **CI** | Absolue :<br>– Hypersensibilité<br>– Nouveau-né, nourrisson, enfant et adolescent jusque 17 ans | Absolue :<br>– Hypersensibilité<br>– Infection sévère ou active<br>– Relative :<br>– Grossesse et allaitement | Absolue :<br>– Hypersensibilité<br>– Nouveau-né, nourrisson, enfant et adolescent jusque 17 ans<br>– Grossesse et allaitement<br>– Infection sévère ou active |

| | | | |
|---|---|---|---|
| **Interactions** | – Vaccins vivants atténués : ils sont possibles 3 semaines avant la première injection<br>– Tocilizumab : Médicaments métabolisés par le CYP 3A4, 1A2, 2C9 : ajustement des posologies<br>– Siltuximab : Inducteur du CYP450 | | |
| **EI** | Infections : Infections des voies respiratoires supérieures, infections des voies urinaires, rhinopharyngite<br>Troubles métaboliques : dyslipidémie, hyperuricémie, prise de poids<br>Troubles rénaux : insuffisance rénale<br>Hématotoxicité : neutropénie, thrombocytopénie<br>Troubles pulmonaires : douleurs oro-pharyngées<br>Troubles nerveux : vertige, céphalée<br>Troubles gastro-intestinaux : nausées, douleurs abdominales, vomissements, constipation, diarrhée, RGO, ulcérations buccales<br>Troubles cutanés et oculaires : éruption cutanée, prurit, eczéma<br>Troubles cardiologiques et vasculaires : HTA | Infections : Infections des voies respiratoires supérieures, Cellulite, pneumonie, herpès labial, zona<br>Troubles métaboliques : Hypercholestérolémie<br>Troubles hépatiques : Transaminases augmentées<br>Troubles hématologiques : Leucopénie, neutropénie, hypofibrinogénémie<br>Troubles pulmonaires : toux, dyspnée<br>Troubles nerveux : Vertiges<br>Troubles gastro-intestinaux : Douleur abdominale, ulcération buccale, gastrite<br>Troubles cutanés et oculaires : Conjonctivite, Douleur au point d'injection<br>Troubles cardiologiques : Hypertension artérielle | Infections : Infections des voies respiratoires supérieures, herpès labial, zona, infections des voies urinaires<br>Troubles métaboliques : Hypercholestérolémie, hypertriglycéridémie<br>Hématotoxicité : Neutropénie, Thrombopénie<br>Troubles hépatiques : Transaminases augmentées<br>Troubles cutanés : Douleur au point d'injection |

### 5) IL-12 et IL-23

| **DCI** | **Ustekinumab** |
|---|---|
| **Nom commercial** | Médicament biologique de référence :<br>– Stelara® IV (Perf.) et SC |
| **Compo. qualitative** | **Anticorps monoclonal humain** de type IgG1 |
| **Mécanisme d'action** | **Il se fixe à la sous unité p40 des interleukines IL-12 et IL23 et inhibe leurs activités** |
| **Action de l'IL-12 et l'IL-23** | – **IL-12 : Stimule les lymphocytes NK et participe à la différenciation des lymphocytes T CD4 vers un profil Th1**<br>– **IL-23 : Participe à la différenciation des lymphocytes T CD4 vers un profil Th17** |
| **T ½** | Entre 15 et 30 jours |

| | |
|---|---|
| **Indication** | – Maladie de Crohn<br>– Psoriasis<br>– Rectocolite hémorragique<br>– Rhumatisme psoriasique<br>– Hors AMM : Spondylarthrite ankylosante |
| **CI** | Absolue :<br>– Hypersensibilité<br>– Vaccins vivants atténués<br>– Infection : tuberculose<br>– Nouveau-né, nourrisson, enfant et adolescent de mois de 17 ans |
| **EI** | – Troubles généraux : fatigue<br>– Infections : infections des voies respiratoires supérieures<br>– Troubles nerveux : vertiges, céphalées<br>– Troubles respiratoires : douleurs oropharyngées, congestion nasale<br>– Troubles cutanés : prurit, psoriasis<br>– Troubles gastro-intestinaux : diarrhée, nausées, vomissements<br>– Troubles musculaires : arthralgie, myalgie |

### 6) Corticostéroïdes

| | DCI | Nom commercial | Équivalence |
|---|---|---|---|
| **Corticoïdes *Per os* et IV** | **Cortisol** | Hydrocortisone® : nom de l'hormone cortisol lorsqu'elle est donnée en médicament | 20 mg |
| | **Prednisone** | Cortancyl® | 5 mg **(référence)** |
| | **Prednisolone** | Hydrocortancyl®<br>Solupred® | 5 mg |
| | **Méthylprednisolone** | Medrol®<br>Depo-medrol®<br>Solumedrol® | 4 mg |
| | **Triamcinolone** | Kenacort® | 4 mg |
| | **Bétaméthasone** | Betnesol®<br>Celestene® | 0,75 mg |
| | **Déxaméthasone** | Dectancyl® | 0,75 mg |

<table>
<tr>
<td rowspan="2">Physiologie</td>
<td colspan="2">Les corticoïdes naturels sont composés de 2 principales hormones stéroïdiennes :</td>
</tr>
<tr>
<td><u>L'aldostérone</u><br>– Hormone minéralocorticoïde (MC)<br>– Synthèse au niveau de la <u>zone glomérulée</u> de la corticosurrénale<br>– Répond à une stimulation par l'angiotensine II, une hyperkaliémie, l'ACTH et l'endothéline 1<br>– Hormone :<br>• Anti-diurétique,<br>• Anti-natriurétique,<br>• Kaliurétique</td>
<td><u>Le cortisol</u><br>– Hormone glucocorticoïde (GC)<br>– Synthèse au niveau de la <u>zone fasciculée</u> de la corticosurrénale<br>– Hormone qui a des effets à différents niveaux :<br>• Hyperglycémiante<br>• Stimule la dégradation protéique et graisseuse<br>• Effet catabolisant osseux : ostéoporose<br>• Hypertensive : augmente la sensibilité aux hormones hypertensives<br>• Stimule l'érythropoïèse<br>• Diminue les leucocytes<br>• Diminue la cicatrisation<br>• Retient le sodium et le potassium<br>• Anti-inflammatoire<br>• Influe sur le cycle circadien</td>
</tr>
<tr>
<td rowspan="2">Mécanisme d'action</td>
<td colspan="2">Il se fixe au récepteur des glucocorticoïdes :<br>– Activation de la transcription de protéines anti-inflammatoires, la lipocortine, l'IL-10 et l'inhibiteur du NF-KB (nucleor factor kappa B qui active les cellules phagocytaires).<br>– Interaction et inhibition des facteurs de transcription comme NF-KB ou NF-IL-6 : conduit à un effet immunosuppresseur</td>
</tr>
<tr>
<td colspan="2">– <u>Effet anti-inflammatoire</u> :<br>• Inhibition de la production de cytokines pro-inflammatoires : IL-1, IL-6, IL-8 et le TNFα<br>• Inhibition de la phospholipase A2 et de COX2<br>– <u>Effet immunosuppresseur</u> : inhibition de la production d'IL-2 et de l'expression du CMH de type II<br>– <u>Effet pro-apoptotique</u></td>
</tr>
<tr>
<td>Pharmacocinétique</td>
<td colspan="2">
<table>
<tr><th>Molécule</th><th>T1/2</th><th>Effet GC en fonction du Cortisol</th><th>Effet MC en fonction du Cortisol</th></tr>
<tr><td>Cortisol (Réf.)</td><td>8 à 12 h</td><td>1</td><td>1</td></tr>
<tr><td>Prednisone</td><td>18 à 36 h</td><td>4</td><td>0,8</td></tr>
<tr><td>Prednisolone</td><td>18 à 36 h</td><td>4</td><td>0,8</td></tr>
<tr><td>Méthylprednisolone</td><td>18 à 36 h</td><td>5</td><td>0,5</td></tr>
<tr><td>Triamcinolone</td><td>36 à 54 h</td><td>5</td><td>0</td></tr>
<tr><td>Bétaméthasone</td><td>36 à 54 h</td><td>28</td><td>0</td></tr>
<tr><td>Déxaméthasone</td><td>36 à 54 h</td><td>28</td><td>0</td></tr>
</table>
</td>
</tr>
<tr>
<td>Indication</td>
<td colspan="2">– <u>Pathologies pulmonaires</u> : asthme, BPCO<br>– <u>Pathologies du système immunitaire</u> : polyarthrite rhumatoïde, lupus érythémateux disséminé, SEP, ...<br>– <u>Allergie</u> : urticaire, œdème de Quincke, choc anaphylactique<br>– <u>Autres</u> : sarcoïdose, fibrose pulmonaire, syndrome néphrotique, leucémie, cancer, ....</td>
</tr>
</table>

| | |
|---|---|
| **Débuter et arrêter une corticothérpie** | Débuter :<br>– Prise unique quotidienne le matin (fractionnement si le contrôle de la pathologie est insuffisant)<br>– Éviter les prises après 16 h<br>Arrêter :<br>– Arrêt brutal possible si le traitement a duré moins de 7 jours et que la dose était inférieure à 40mg par jour<br>– Sinon arrêt progressif :<br>• Décroissance rapide par pallier de 10 % de la dose antérieure toutes les 2 à 3 semaines<br>• À partir de 10 mg/j, ralentir la décroissance de 1 mg/j par palier mensuel<br>• À partir de 7,5 mg/j, substituer le corticoïde par de l'hydrocortisone à 20-30 mg/j *per os* en 1 prise le matin pendant 1 mois<br>• Puis exploration de l'axe corticotrope |
| **Règles hygiéno-diététiques** | – Restriction voire suppression des sucres rapides<br>– Limitation des apports sodés<br>– Supplémentation en potassium<br>– Régime enrichi en laitage et protide<br>– Activité physique régulière<br>– ± Apport calcique associé à de la vitamine D |
| **Surveillance** | – Poids<br>– TA<br>– Œdème périphérique<br>– Signe clinique d'IC<br>– Profil lipidique<br>– Glycémie<br>– Pression intraocculaire<br>– NFS |
| **CI** | Absolue : **il n'y a pas de contre-indication absolue pour une corticothérapie indispensable**<br>Relative :<br>– Infection<br>– Vaccin vivant atténué<br>– Hypersensibilité<br>– État psychotique non contrôlé<br>– Éviter les antalgiques qui sont aussi antipyrétique pour pouvoir s'apercevoir d'une infection éventuelle |
| **Interactions** | – Aspirine à dose anti inflammatoire<br>– Médicaments hypokaliémiants |
| **EI** | – **C :** Cushingoïde → prise de poids, facies mongoloïde, acné, vergetures<br>– **O :** Oculaire → cataracte, glaucome<br>– **R :** Retard de cicatrisation, Retard de croissance chez l'enfant<br>– **T :** Troubles nerveux → anxiété, agitation, insomnie, euphorie, boulimie<br>– **I :** Insuffisance cortico-surrénalienne si arrêt brutal → fatigue intense, douleurs abdominales<br>– **C :** Catabolisme des protéines → fonte musculaire<br>– **O :** Ostéoporose → déminéralisation osseuse<br>– **I :** Infections → candidose, zona, herpès<br>– **D :** Diabétogène<br>– **E :** Effet minérocorticoïde → rétention hydrosodée, HTA<br>– **S :** Sexe → impuissance et dysménorrhées |
| **Grossesse** | – Pas tératogène : utilisable chez la femme enceinte |

## II. Clusters de différenciation et protéines

### 1) CD20

| DCI | Rituximab |
|---|---|
| Nom commercial | Médicament biologique de référence :<br>– Mabthera®<br>Biosimilaires :<br>– Rixathon®<br>– Ruxience®<br>– Truxima® |
| Forme galénique | **IV (Perf.) ou SC** |
| Compo. qualitative | **Anticorps monoclonal chimérique murin/humain** de type IgG1 |
| Mécanisme d'action | Il se fixe au **récepteur CD20** membranaire des lymphocytes B : il entraine la mort cellulaire par 3 mécanismes :<br>– Activation du complément<br>– Interaction avec les cellules NK : mort par cytotoxicité dépendante des Ac<br>– Interaction avec des macrophages : mort par apoptose et cytotoxicité dépendante des Ac |
| Action de CD20 | Régule la prolifération des lymphocytes B |
| T ½ | 22 jours |
| Indication | – **Anémie hémolytique auto-immune**<br>– Granulomatose de Wegener<br>– **LLC, Lymphome B diffus à grandes cellules, Lymphome de Burkitt, Lymphome diffus et folliculaire non Hodgkinien**<br>– Pemphigus<br>– **Polyarthrite rhumatoïde (2$^{nde}$ intention)**<br>– **Purpura thrombopénique** idiopathique<br>– GVH<br>– Vascularite |
| Bilan pré-thérapeutique | – Hémogramme, électrophorèse des protéines sériques, transaminases.<br>– Sérologie indispensable : hépatite B et C, VIH, EBV.<br>– Recherche de tuberculose active ou latente : interrogatoire, radiographie thoracique, détection de production d'interféron γ.<br>– Vérification et mise à jour de la vaccination<br>– Vaccins vivants (ROR, varicelle, fièvre jaune) possibles 3 semaines avant le traitement<br>– Électrocardiogramme<br>– Biologie hépatique et rénale<br>– Effet tératogène → contrôle de grossesse |

| | |
|---|---|
| CI | – Hypersensibilité<br>– Déficit immunitaire sévère<br>– Infections sévères et/ou chroniques (leucoencéphalopathie multifocale progressive, septicémie ...)<br>– Nouveau-né, nourrisson, enfant et adolescent jusque 17 ans<br>– IC sévère<br>– Hépatite<br>– Allaitement<br>– Grossesse |
| Interactions | – Vaccins vivants atténués |
| EI | Troubles généraux : fièvre, frisson, asthénie, céphalées<br>Infections : infections bactériennes, virales et fongiques (septicémie, pneumonie, zona, ...)<br>Ionogramme : hypocalcémie, œdème périphérique et du visage<br>Hématotoxicité : pancytopénie (leucopénie associée à une neutropénie, thrombopénie, anémie)<br>Troubles endocriniens : hyperglycémie, perte de poids, augmentation des LDH<br>Troubles respiratoires : bronchospasme, dyspnée, toux<br>Troubles nerveux : paresthésies, hypoesthésie, agitation, insomnie, vertiges, anxiété<br>Troubles gastro-intestinaux : diarrhées, nausées, vomissements, douleurs abdominales<br>Troubles cutanés et oculaires : douleur au point d'injection, angioœdème, prurit, rash, alopécie, troubles lacrymaux, conjonctivite, sueur nocturne<br>Troubles cardiaques : IdM, arythmie, fibrillation auriculaire, tachycardie, hypertension/hypotension, |
| Grossesse | – Contraception efficace durant la thérapie et 12 mois après<br>– Arrêt de la thérapie sauf si la balance bénéfice risque est en défaveur |

**2) CD80/86**

| DCI | Bélatacept | Abatacept |
|---|---|---|
| Nom commercial | Médicament biologique de référence :<br>– Nulojix® IV ou SC | Médicament biologique de référence :<br>– Orencia® IV ou SC |
| Compo. qualitative | **Protéine de fusion soluble** constituée du domaine extracellulaire modifié de l'antigène 4 cytotoxique humain associé au lymphocyte T (CTLA 4) lié à la partie Fc d'une immunoglobuline humaine de type IgG1 | |
| Mécanisme d'action | Il se lie aux récepteurs **CD80 et CD86** à la surface des cellules présentatrices d'antigène via le domaine modifié de CTLA-4 : il bloque la costimulation des lymphocytes T et inhibe l'activation des lymphocytes T | |
| Action de CD80, CD86, CD28 et CTLA-4 | Les lymphocytes T sont activés par les cellules présentatrices d'antigène. Il existe 2 interactions :<br>– 1er : Ag – TCR<br>– 2ème :<br>• Costimulation : CD80/CD86 de la cellule présentatrice d'Ag et CD28 du lymphocyte T<br>• Anti-prolifération : CD80/CD86 de la cellule présentatrice d'Ag et l'immunoglobuline membranaire CTLA-4 du lymphocyte T | |
| T ½ | 8 à 10 jours | 12 jours |

| | | |
|---|---|---|
| **Indication** | – Prévention du rejet de greffe en association aux corticoïdes et à l'acide mycophénolique | – Polyarthrite rhumatoïde<br>– Rhumatisme psoriasique |
| **CI** | Absolue :<br>– Hypersensibilité<br>– Nouveau-né, nourrisson, enfant et adolescent de moins de 17 ans<br>– Grossesse et allaitement<br>– Séronégatif à EBV<br>– Infection : septicémie, tuberculose | |
| **Interactions** | – Vaccins vivants atténués<br>– Anti-TNF alpha | |
| **EI** | Infections : infection des voies urinaires, infection des voies aériennes supérieures, infection à cytomégalovirus, bronchite<br>Cancer : carcinome<br>Hématotoxicité : anémie, leucopénie, **neutropénie**<br>Troubles endocriniens : syndrome cushingoïde<br>Ionogramme : hypophosphatémie, hypokaliémie, hyperkaliémie, hypocalcémie<br>Troubles métaboliques : hyperglycémie, dyslipidémie<br>Troubles nerveux : insomnie, anxiété, dépression, **céphalée**<br>Troubles oculaires : cataracte, hyperémie oculaire<br>Troubles cardiaques et vasculaires : tachycardie, angor, hypertension<br>Troubles gastro-intestinaux : diarrhées, nausées<br>Troubles cutanés : douleur au point d'injection | |

### 3) BLyS

| **DCI** | **Bélimumab** |
|---|---|
| **Nom commercial** | Médicament biologique de référence :<br>– Benlysta® IV ou SC |
| **Compo. qualitative** | **Anticorps monoclonal humain** de type IgG1 |
| **Mécanisme d'action** | **Il est dirigé contre la protéine BLyS : bloque la liaison de la protéine soluble à son récepteur sur les lymphocytes B** |
| **Action de BLyS** | – **Active les lymphocytes B**<br>– **Différencie les lymphocytes B en plasmocytes** |
| **T ½** | 20 jours |
| **Indication** | – Lupus érythémateux disséminé (2nde intention) |
| **CI** | Absolue :<br>– Hypersensibilité<br>– Nouveau-né, nourrisson, enfant et adolescent de moins de 17 ans |
| **Interactions** | – Vaccins vivants atténués |

| | |
|---|---|
| EI | Infections : Urinaires, respiratoires hautes<br>Hématotoxicité : Leucopénie<br>Troubles nerveux : Dépression, migraine, comportement suicidaire<br>Troubles gastro-intestinaux : Diarrhées, nausées<br>Troubles cutanés : Douleur au point d'injection |

**4) JAK1 et JAK2**

| DCI | Baricitinib | Tofacitinib |
|---|---|---|
| Nom commercial | – Olumiant® *per os* | – Xeljanz® *per os* |
| Mécanisme d'action | Inhibiteur sélectif et réversible de Janus kinase (JAK) 1 et JAK2 : empêche la phosphorylation et l'activation de STAT | |
| Action de JAK/STAT | – Les JAK sont des enzymes qui sont impliquées dans la transduction des signaux intracellulaires provenant de récepteurs membranaires pour un certain nombre de cytokines et de facteurs de croissance impliqués dans l'hématopoïèse, l'inflammation et la fonction immunitaire.<br>– STAT régule le processus de différentiation et de survie. | |
| T ½ | – 12 h<br>– Élimination majoritairement rénale | – Élimination majoritairement hépatique |
| Indication | – Dermatite atopique<br>– Polyarthrite rhumatoïde (2$^{nde}$ intention)<br>– Rectocolite hémorragique | |
| CI | Absolue :<br>– Hypersensibilité<br>– Insuffisance hépatique ou rénale sévère<br>– Nouveau-né, nourrisson, enfant et adolescent de moins de 17 ans<br>– Grossesse et allaitement<br>– Infection : septicémie, tuberculose<br>– Antécédent de lymphome | |
| Interactions | – Vaccins vivants atténués<br>– Topiques gastro-intestinaux | |
| EI | Infections : des voies respiratoires supérieures<br>Hématotoxicité : **thrombocytose**<br>Troubles métaboliques : **hypercholestérolémie**<br>Troubles nerveux : Céphalées<br>Troubles hépatiques : augmentation des transaminases<br>Troubles cutanés : éruption cutanée | |

## III. Complément

| DCI | Éculizumab |
| --- | --- |
| Nom commercial | Médicament biologique de référence :<br>– Soliris® |
| Forme galénique | **IV (Perf.)** |
| Compo. qualitative | **Anticorps humanisé monoclonal recombinant** de type $IgG_{2/4}$ |
| Mécanisme d'action | **Il se lie à la protéine C5 du complément : inhibe la voie terminale du complément** |
| Action de C5 | **C5 se lyse en C5a et C5b : C5b sert à former le complexe d'attaque membranaire C5b6789.** |
| T ½ | 8 à 14 jours |
| Indication | – **Hémoglobinurie paroxystique nocturne**<br>– Myasthénie<br>– Neuromyélite optique<br>– **Syndrome urémique et hémolytique atypique**<br>– Hors AMM : rejet de greffe, glomérulonéphrite lupique, syndrome de Guillain-Barré |
| CI | – Hypersensibilité<br>– Méningite à *Neisseria meningitidis* |
| Interactions | – Rituximab : diminution d'efficacité<br>– Immunoglobuline : diminution des concentrations d'éculizumab |
| EI | Généraux : fièvre, syndrome pseudo grippal<br>Infections : des voies respiratoires supérieurs, pneumonie, rhinopharyngite ...<br>Hématologiques : anémie, leucopénie<br>Respiratoires : toux, douleurs oropharyngées<br>Système nerveux : céphalées, insomnie, sensation vertigineuse, dysgueusie<br>Gastro-intestinaux : diarrhées, nausées, vomissements, douleurs abdominales<br>Cutanés : douleur au point d'injection, éruption cutanée, urticaire, alopécie<br>Cardiologie : hypertension artérielle |
| Grossesse | – Consultation en vue d'une future grossesse<br>– Surveillance des infections materno-fœtales +++<br>– Augmentation des posologies nécessaires aux 2ème et 3ème trimestres<br>– Pas de problème pour l'allaitement |

# IV. ADN

## 1) Anti-métabolites

| DCI | Azathioprine | Mycophénolate mofétil |
|---|---|---|
| Nom commercial | – Imurel® *per os* et IV | – Cellcept® *per os* et IV<br>– Myfortic® per os et IV |
| Compo. Qualitative | – **Prodrogue de la 6 mercaptopurine (6-MP)**<br>– Prise pendant le repas | – **Prodrogue de l'acide mycophénolique (AM)**<br>– Pas de bioéquivalence entre les spécialités |
| Mécanisme d'action | La 6-MP est inactive, elle subit une conversion intracellulaire en thioguanine nucléotides (TGN) et devient immunosuppresseur. **Elle inhibe la synthèse de novo des bases purines** | L'AM est un inhibiteur réversible et sélectif de l'inosine monophosphate déshydrogénase. **Il inhibe la synthèse de novo des nucléotides guanidiques** (bases purines) |
| | – **Anti-lymphoprolifératif B et T et des cellules à croissances rapides** | |
| PK | – Métabolisé par la xanthine oxydase<br>– Dégradé par la thiopurine méthyl transférase (TPMT)<br>– Élimination majoritairement urinaire | – T1/2 : 11 à 18h<br>– Dégradé par l'hypoxanthine guanine phosphoribosyl transférase (HGPRT)<br>– Élimination majoritairement urinaire |
| Indication | – Prévention du rejet de greffe en association<br>– Maladie auto-immune : lupus érythémateux systémique, polyarthrite rhumatoïde ... | |
| CI | <u>Absolue</u> :<br>– Hypersensibilité<br>– Vaccins vivants atténués<br>– Déficit en TPMT (Azathioprine)<br>– Déficit en HGPRT (Mycophénolate mofétil)<br>– Inhibiteur de la xanthine oxydase : allopurinol, fébruxostat (Azathioprine)<br>– Grossesse et allaitement<br>– Insuffisance médullaire et aplasie<br>– Nouveau-né, nourrisson et enfant | |
| Interactions | <u>AD</u> :<br>– Phénytoïne, fosphénytoïne<br>– Ribavirine<br>– Curare<br><u>PE</u> :<br>– Antivitamine K | |
| EI | – <u>Infections :</u> virales, bactériennes et fongiques<br>– <u>Hématotoxicité :</u> leucopénie, aplasie médullaire<br>– <u>Cancer :</u> cancers de la peau<br>– <u>Néphrotoxicité</u> (Mycophénolate mofétil)<br>– <u>Troubles digestifs :</u> intolérance<br>– <u>Syndrome pseudo grippal</u> | |

| DCI | Méthotrexate |
|---|---|
| **Nom commercial** | – Novatrex® *per os*<br>– Imeth® *per os*<br>– Metoject® IV |
| **Compo. Qualitative** | – **Analogue de l'acide folique**<br>– Monothérapie : une prise / semaine + acide folique (pour protéger les cellules non pathogènes palier à l'hématotoxicité 48 h après la 1re dose) |
| **Mécanisme d'action** | **Le méthotrexate (MTX) inhibe 3 enzymes :**<br>– **la dihydrofolate réductase (DHFR) :** inhibe la réduction du dihydrofolate en tétrahydrofolate, la forme active du folate.<br>– **la thymidilate synthase :** inhibe la synthèse de novo des bases purines<br>– **l'amidophosphoribosyl transférase :** inhibe la synthèse de novo des bases purines |
| **Action des folates** | **Ils sont indispensables à la synthèse de novo des purines et de la thymidine.** |
| **T ½** | – 3 à 10h<br>– Élimination majoritairement rénale |
| **Indication** | – **Psoriasis**<br>– **Polyarthrite rhumatoïde**<br>– **Cancer**<br>– **Arthrite juvénile idiopathique** |
| **CI** | <u>Absolue</u> :<br>– Hypersensibilité<br>– IR ou IH<br>– Insuffisance respiratoire chronique (BPCO)<br>– Atteinte hématologique : leucopénie, thrombopénie ...<br>– Infection sévère<br>– Grossesse (tératogène) et allaitement<br>– Vaccins vivants atténués<br>– Alcoolisme chronique<br>– Bactrim® |
| **Interactions** | <u>AD</u> :<br>– AINS<br>– Pénicilline<br>– Inducteurs enzymatiques<br><u>PE</u> :<br>– Sulfamides<br>– Ulcères digestifs |
| **Surveillance** | – NFS<br>– Bilan rénal et hépatique<br>– Radiographie thoracique<br>– Surveiller les interactions médicamenteuses : médicaments néphrotoxiques, hépatotoxiques, ... |

| | |
|---|---|
| EI | <u>Infections</u> : opportunistes<br>**<u>Hématotoxicité</u>** : leucopénie, thrombopénie, agranulocytose<br><u>Troubles respiratoires</u> : toux sèche, dyspnée, pneumopathie interstitielle aiguë<br>**<u>Troubles hépatobiliaires</u>** : augmentation des transaminases<br><u>Troubles nerveux</u> : céphalées, somnolence, étourdissements, fatigue<br>**<u>Gastro-intestinaux</u>** : stomatite, dyspepsie, anorexie, nausées, vomissements, douleur abdominale<br><u>Troubles cutanés</u> : éruption érythémateuse, alopécie, exanthème |
| Grossesse | – Contraception efficace durant la durée de la thérapie |

**2) Alkylants**

| DCI | Cyclophosphamide | Busulfan |
|---|---|---|
| Nom commercial | – Endoxan® *per os* et IV | – Myleran® *per os* |
| Compo. Qualitative | – **Moutarde à l'azote** | – **Alkylsulfonate** |
| Mécanisme d'action | Groupement alkyle électrophile formant des liaisons covalentes avec l'ADN :<br>– Inhibe la réplication et la transcription de l'ADN<br>– Forme des radicaux libres provoquants des cassures du brin d'ADN<br>→ **Immunosuppresseurs** et **anticancéreux** | |
| Indication | – Allogreffe et autogreffe de moelle osseuse<br>– Cancer : sein, ovaire, poumons … | |
| CI | <u>Absolue</u> :<br>– Hypersensibilité<br>– Infections aigues<br>– Aplasie médullaire avant traitement<br>– Infections des voies urinaires<br>– Obstruction à l'écoulement urinaire<br>– Grossesse et allaitement | |
| EI | – <u>Infections</u><br>– <u>Hématotoxicité :</u> leucopénie, neutropénie, myélosuppression<br>– <u>Troubles immunitaires</u> : immunosuppression, réaction anaphylactique,<br>– <u>Troubles gastro-intestinaux :</u> inflammation des muqueuses, nausées, vomissement<br>– <u>Troubles hépatiques :</u> augmentation des transaminases<br>– <u>Troubles cutanés :</u> alopécie<br>– <u>Troubles rénaux et vésicaux :</u> cystite, hématurie, cystite hémorragique (Antidote : Amifostine et Mesna)<br>– <u>Troubles généraux :</u> fièvre, frissons, asthénie | |

## V. Anticorps polyclonaux

| DCI | Thymoglobuline® IV | Atgam® IV |
|---|---|---|
| Compo. Qualitative | – IgG2 de lapin anti-lymphocyte T humain | – IgG de cheval anti-lymphocyte T humain |
| Mécanisme d'action | **Inactivation des lymphocytes T circulants et lyse par opsonisation** | |
| T1/2 | 14 jours | |
| Indication | – Toujours en association à des corticoïdes<br>– Aplasie médullaire<br>– Prévention du rejet de greffe<br>– GVH | |
| CI | Absolue :<br>– Hypersensibilité<br>– Infection aiguë ou chronique<br>– Thrombopénie sévère<br>– Grossesse et allaitement | |
| Interactions | – Vaccins vivants atténués<br>– Immunosuppresseurs : majorent le risque d'infection | |
| EI | – Hématotoxicité : lymphocytopénie, neutropénie, thrombopénie, anémie<br>– Troubles gastro-intestinaux : diarrhée, dysphagie, nausées, vomissements<br>– Troubles généraux : fièvre<br>– Troubles hépato-biliaires : augmentation des transaminases<br>– Infections<br>– Cancer : lymphome<br>– Troubles cutanés : prurit, éruptions cutanées | |

## VI. Bilan pré-thérapeutique avant l'instauration d'un immunosuppresseur

Avant l'instauration d'un immunosuppresseur, il faut réaliser un **bilan pré-thérapeutique** pour limiter les risques infectieux ou de décompensation.

### A. Interrogatoire et examen clinique

Il faut vérifier si le patient a :
- Une **infection sévère, chronique ou récidivante** : infections respiratoires ou urinaires, varicelle, zona, HSV, HPV, VHB, une leuco-encéphalopathie multifocale progressive (LEMP) associée au virus JC ...
- Eu un contact avec des patients ayant une **tuberculose latente** ou **active**
- Voyagé ou est natif d'un **pays endémique de la tuberculose**
- Eu des **antécédents de tuberculose**
- Voyagé dans des zones tropicales (**parasitose**)
- Des antécédents de **maladies auto-immunes systémiques** (Lupus, vascularite ...)
- Des antécédents de **néoplasie**, **d'hémopathie** ou de **lymphome** de mois de 5 ans
- Une **neuropathie démyélinisante** comme la sclérose en plaque
- Une **insuffisance cardiaque sévère** stade III ou IV selon la classification de NYHA
- Une **BPCO** ou de **l'asthme** sévère
- Un **désir de grossesse**
- Eu un **vaccin vivant atténué** dans le dernier mois

### B. Examens biologiques

- **Hémogramme**, **électrophorèse** des protéines sériques, **transaminases**.
- **Créatinine** et **ionogramme** sanguin
- Sérologie indispensable : **Hépatite B** et **C**, **VIH**, **EBV**, **CMV**, et **VZV** si pas de varicelle documentée dans les antécédents du patient.
- **ß-HCG** (grossesse) + **frottis cervical** (HPV) pour les femmes + instauration d'une contraception efficace
- **Anticorps antinucléaires** et **anti ADN natif** pour écarter les maladies auto-immunes systémiques
- Recherche de tuberculose active ou latente : interrogatoire, radiographie thoracique, détection de production d'interféron gamma, IDR à la tuberculine.
- **ECBU** si antécédent régulier d'infection urinaire
- Vérification et mise à jour de la **vaccination** : **vaccins vivants** (ROR, varicelle, fièvre jaune) possibles 3 semaines avant le traitement
- Si le patient a voyagé dans des zones tropicales : **coproculture** + sérologie de la **strongyloïdose**
- Bilan oncologique : dépistage

# Item 57

## Production et utilisation des vaccins

## (hépatite B, ROR, tétanos, grippe)

## I. Politique vaccinale actuelle

### 1) Introduction

La vaccination est un enjeu majeur de santé publique. Cet acte de prévention primaire a un rôle primordial dans la protection de la population générale et dans la lutte contre les germes.
L'OMS (*Organisation Mondiale de la Santé*) estime que chaque année environ 2 à 3 millions de vies sont épargnées grâce à la vaccination. C'est ainsi que la variole a disparue dans le monde et que la poliomyélite n'existe plus en France.

*Cette vaccination a un double bénéfice :*

- **Au niveau individuel** : une protection personnelle par une première activation de notre système immunitaire avec une première production d'IgM puis la génération d'une mémoire et d'une production d'IgG plus rapide grâce aux rappels.
- **Au niveau collectif** : casser la chaine de transmission du pathogène grâce à l'immunité de chacun et créer une immunité collective qui permet de protéger le reste de la population notamment les personnes les plus vulnérables (immunodéprimés, patients avec des comorbidités, femmes enceintes, nouveau-nés, personnes âgées…).

### 2) Les différents types de vaccins

| **Vaccins inactivés** | | **Vaccin vivant atténué** |
|---|---|---|
| **Vaccin à antigènes** | **Vaccin entier inactivé** | |
| Partie du pathogène capable d'induire une réponse immunitaire suffisante à la protection | Pathogène inactivé par agents chimiques (formaldéhyde…), rayonnements ou chaleur | Pathogène vivant qui n'est plus virulent par succession de cultures cellulaires mais toujours capable d'immunogénicité |
| Anatoxine : toxine du pathogène exempt de toxicité<br>– Diphtérie<br>– Tétanos<br>– Coqueluche<br><br>Particules virales :<br>– Papillomavirus<br><br>Polysaccharidique (polyoside)<br>– Méningocoque A, C, Y, W135<br>– Pneumocoque<br>– Haemophilus Influenzae<br><br>Protéique :<br>– Hépatite B<br>– Grippe | – Poliomyélite<br>– Hépatite A | – Rubéole-Oreillon-Rougeole (ROR)<br>– Varicelle<br>– Zona<br>– Rotavirus<br>– Fièvre Jaune<br>– Vaccin oral poliomyélite<br>– BCG |
| Avantages : pas de risque d'infection, plus stable | Avantages : pas de risque d'infection, plus stable | Avantages : réaction immunitaire très bonne car très proche de la réalité, parfois pas besoin de rappel |
| Inconvénients : coût de production plus élevé car nécessité d'extraire l'antigène spécifique de la réaction immunitaire pour chacun, réponse immunitaire moins bonne, nécessité des rappels | Inconvénients : réponse immunitaire moins bonne, nécessité des rappels | Inconvénients : Effets indésirables plus courants et marqués comme une infection généralisée (BCG).<br>Vaccin contre indiqué chez les immunodéprimés et déconseillé chez la femme enceinte |

<u>Il existe des vaccins conjugués et non conjugués :</u>

- Les **vaccins non conjugués** comprennent uniquement le polysaccharide de surface qui est *thymo-indépendant* c'est-à-dire qu'il suffit à lui seul d'activer les lymphocytes B. Il induira une réponse immunitaire par activation de ces derniers et une production d'IgM mais n'induira pas de coopération cellulaire avec les lymphocytes T et donc pas de mémoire.
  *Exemple : Pneumovax*
- Les **vaccins conjugués** sont eux associés avec une protéine qui est *thymo-dépendante* c'est-à-dire qu'elle est reconnue par des cellules présentatrices d'antigènes et ainsi permet une coopération cellulaire avec les lymphocytes T ce qui permet d'induire une mémoire et une production de toutes les immunoglobulines. La réaction immunitaire sera plus importante et plus longue.
  *Exemple : Prevenar 13*

### 3) Les vaccins obligatoires

<table>
<tr><th>Vaccin</th><th colspan="4">Nom(s)</th><th>Injections</th><th>Type</th></tr>
<tr><td>Diphtérie</td><td rowspan="3">REVAXIS</td><td rowspan="4">BOOSTRIX TETRA<br><br>TETRAVAC Acellulaire<br><br>INFANRIX TETRA<br><br>REPEVAX</td><td rowspan="5">PENTAVAC<br><br>INFANRIX QUENTA</td><td rowspan="6">INFANRIX HEXA<br><br>HEXYON<br><br>VAXELIS</td><td rowspan="3">M2 ; M4 ; M11<br>6 ans ; 11-13 ans ; 25 ans ; 45 ans ; 65 ans puis tous les 10 ans</td><td>Conjugué (Anatoxine)</td></tr>
<tr><td>Tétanos</td><td>Conjugués (Anatoxine)</td></tr>
<tr><td>Poliomyélite</td><td>Entier inactivé</td></tr>
<tr><td>Coqueluche</td><td></td><td>M2 ; M4 ; M11<br>6 ans ; 11-13 ans</td><td>Conjugué (Anatoxine)</td></tr>
<tr><td>Haemophilus Influenzae B</td><td colspan="2">ACT-HIB</td><td>M2 ; M4 ; M11</td><td>Conjugué polyosides</td></tr>
<tr><td>Hépatite B</td><td colspan="3">ENGERIX B<br>TWINRIX (+ hépatite A)<br>HBVAXPRO</td><td>M2 ; M4 ; M11<br>Ou J0 ; J7 ; J21 + 1 an après<br>Ou M0 ; M1 ; M6</td><td>Protéine Hbs recombinante</td></tr>
<tr><td>Pneumocoque</td><td colspan="4">PREVENAR 13<br>PNEUMOVAX (à partir de 2 ans)</td><td>M2 ; M4 ; M11</td><td>1) Conjugué polyosides<br>2) Polyosides</td></tr>
<tr><td>Méningocoque C</td><td colspan="4">MENJUGATE (monovalent C)<br>NEISVAC (monovalent C)<br>MENVEO (conjugués A, C, Y, W135)<br>NIMENRIX (conjugués A, C, Y, W135)</td><td>M5 ; M12</td><td>Conjugué Polyoside(s)</td></tr>
<tr><td>Rubéole</td><td colspan="4" rowspan="3">PRIORIX<br>M-M-RVAXPRO</td><td rowspan="3">M12 ; M16-18</td><td rowspan="3">Vivant atténué</td></tr>
<tr><td>Oreillons</td></tr>
<tr><td>Rougeole</td></tr>
</table>

La loi du 30 décembre 2017 promulguée à la suite du projet de la ministre des Solidarités et de la Santé, a élargi la politique vaccinale au niveau national à 11 vaccins obligatoires pour les nouveau-nés. Effective depuis janvier 2018, elle ajoute alors 8 vaccins jusque-là recommandés, des suites d'une couverture vaccinale jugée trop insuffisante.

<u>Pour les recommandations du vaccin anti-pneumococcique :</u>

- Le Pneumovax ne s'utilise pas avant l'âge de 2 ans.
- Depuis 2017 il y a de nouvelles recommandations pour les personnes à haut risque d'infection.

| **Pour les moins de 5 ans :** | **Pour les plus de 5 ans et adultes :** |
|---|---|
| – Non vacciné : 2 injections par du Prevenar 13 à 2 mois d'intervalle puis une dose de Pneumovax 2 mois après<br>– Déjà vacciné par une dose de Prevenar 13 : une dose de Pneumovax supplémentaire 2 mois après minimum | – Non vacciné : une dose de Prevenar 13 puis une dose de Pneumovax 8 semaines plus tard minimum<br>– Déjà vacciné par une dose de Pneumovax : une dose de Prevenar 13 supplémentaire si la première date de moins d'un an puis une seconde de Pneumovax au moins 5 ans après la première<br>– Déjà vacciné par Prevenar 13 + Pneumovax : une dose de Pneumovax supplémentaire 5 ans après la première |

### 4) Les vaccins recommandés

| Pathogène | Qui ? | Comment ? | Vaccin | Type |
|---|---|---|---|---|
| **Grippe** | Personnes + 65 ans, personnes avec comorbidités, personnes en situation d'obésité, l'entourage des personnes immunodéprimées, femmes enceintes, professionnels de santé, présents dans les collectivités (crèches, écoles, EPHAD…) | 1 injection tous les ans avant la saison hivernale | INFLUVAC TETRA VAXIGRIP TETRA | Fractions protéiques |
| | Usage pédiatrique à partir de 24 mois jusqu'à 18 ans en cas de pathologies sous-jacentes augmentant le risque de forme grave et des complications | Voie nasale *Non remboursé* *Sur prescription médicale* | FLUENZ TETRA | Vivant atténué |
| | A partir de 9 ans, utilisable en cas d'allergie à l'œuf ou aux aminosides car issu de culture cellulaire (cellules rénales canines) | 1 injection tous les ans avant la saison hivernale | FLUCELVAX TETRA | Fractions protéiques |
| **Papillomavirus** | Jeunes filles et garçons entre 11-14 ans | 2 injections : M0 et M6 | GARDASIL9 CERVARIX | Particules virales |
| | Rattrapages de 15 à 19 ans révolus, hommes ayant des rapports sexuels avec d'autres hommes jusqu'à 26 ans révolus | 3 injections : M0 ; M2 et M6 | | |
| **Varicelle** | Femmes avec projets de grossesse, personnels de la petite enfance, en contact avec des personnes pouvant faire des formes graves (ID, pédiatrie, néphrologie…), enfants avant greffe, adolescents dès 12 ans | 2 injections : M0 et M1 | VARILIX VARIVAX | Vivant atténué |
| **Zona** | *Agit sur la fréquence des poussées et la douleur de celles-ci en les diminuant mais n'élimine pas le virus* Chez les personnes de plus de 65 ans | 1 injection | ZOSTAVAX | Vivant atténué |

## 5) Autres vaccins en lien avec le programme de l'internat

### a) *Vaccins anti-bactériens*

| Pathogène | Qui ? | Comment ? | Vaccin | Type |
|---|---|---|---|---|
| **Tuberculose** | Les enfants nés dans un pays endémique, ou dont l'un des deux parents est originaire de ces pays, séjournant minimum 1 mois dans ces pays, ayant des antécédents familiaux de cas de tuberculose datant de moins de 5 ans, enfants résidants en Guyane, Mayotte ou Ile de France<br>*Plus d'obligation vaccinale chez les enfants depuis 2007 et chez les professionnels de santé depuis 2019* | A partir de 1 mois jusqu'à 15 ans<br>1 injection<br>par voie intradermique | BCG<br>Vaccin bilié de Calmette et Guerin | Vivant atténué |
| ***Salmonella* Typhi** | Obligatoire pour les militaires, recommandé pour toutes les personnes voyageant en zone d'endémie au moins 1 mois, ou dans des pays où les conditions sanitaires sont précaires<br>*Plus d'obligation vaccinale pour les professionnels de laboratoire d'analyses de biologie médicale depuis 2020*<br>*La vaccination est à réaliser 15 jours avant le départ*<br>*Un rappel est possible tous les 3 ans* | A partir de 2 ans<br>1 injection | TYPHIM Vi<br>TYPHERIX | Polyoside capsulaire Vi |
| | | A partir de 5 ans<br>Voie orale<br>1 gélule à J1 J3 J5 | VIVOTIF | Vivant atténué |
| | | A partir de 16 ans<br>1 injection IM/SC | TYAVAX<br>combiné typhoïde + l'hépatite A | Polyoside capsulaire Vi + Hépatite A inactivé |

### b) *Vaccins anti-viraux*

| Pathogène | Qui ? | Comment ? | Vaccin | Type |
|---|---|---|---|---|
| **Hépatite A** | Systématique chez les militaires, recommandé chez l'enfant d'au moins 1 an dont un membre de sa famille provient d'un pays hautement endémique et qui est susceptible de s'y rendre, l'entourage familial d'un patient contaminé, patients présentant des pathologies hépatiques, patients atteints de mucoviscidose, résidents et professionnels des établissements pour jeunes et pour personnes handicapées, professionnels de la restauration collective | Une injection puis un rappel 6 à 12 mois après | Jusqu'à 15 ans :<br>AVAXIM 80<br>HAVRIX 720<br>Adultes :<br>AVAXIM 160<br>HAVRIX 1440<br>VAQTA | Entier inactivé |
| | | *Combiné avec l'hépatite B*<br>3 injections :<br>M0 ; M1 et M6<br>Ou J0 ; J7 ; J21 + 12 mois après | TWINRIX enfant<br>TWINRIX adulte | HVA : entier inactivé<br>HVB : protéine Hbs recombinante |
| | | *Combiné avec la fièvre typhoïde*<br>Une injection puis un rappel dans les 6 à 12 mois | A partir de 16 ans :<br>TYAVAX | HVA : entier inactivé<br>+<br>Polyoside typhoïdique Vi |

| | | | | |
|---|---|---|---|---|
| **Rotavirus** | Nourrissons de moins de 6 mois, administrable par voie orale pour les deux vaccins présents sur le marché dès l'âge de 6 semaines | 2 doses : M2 ; M3 | ROTARIX | Vivant atténué |
| | | 3 doses : M2 ; M3 ; M4 | ROTATEQ | |

## II. Production des vaccins

### 1) Vaccin contre l'hépatite B

A l'origine les premiers vaccins disponibles depuis 1981 étaient issus de plasmas purifiés de patients atteints d'hépatite B possédant alors un nombre élevé d'antigènes Hbs dans leur sérum. Cet antigène Hbs est l'antigène de surface présent sur l'enveloppe du virus, qui lui permet son attachement à l'hépatocyte et en fait donc la cible principale des anticorps.
Ce vaccin est désormais produit par **génie génétique**. Un fragment d'ADN codant pour la protéine Hbs introduit via un plasmide dans des cellules de levures qui fabriqueront cette protéine. Elle sera ensuite purifiée et utilisée en tant que telle comme vaccin.

### 2) Vaccin contre la Rubéole-Oreillons-Rougeole

C'est un vaccin trivalent contenant :

- Le virus atténué de la rubéole, qui a été cultivé sur des cellules humaines (MRC5 ou fibroblastes pulmonaires en fonction du vaccin)
- Le virus atténué des oreillons, qui a été cultivé sur des cellules d'embryon de poulet
- Le virus atténué de la rougeole, lui aussi cultivé sur des cellules d'embryon de poulet

Depuis 2018 il existe une recommandation temporaire d'utilisation (RTU) chez le nourrisson entre 6 et 8 mois s'il y a une suspicion de rougeole dans les 72h suivant le contact.

### 3) Vaccin contre le tétanos

Dans les années 1920, des chercheurs montrent que la toxine du tétanos, issue de la souche de *Clostridium tetani* peut être inactivée (= **anatoxine**) à l'aide du formol et restée immunogène. C'est de cette manière que le vaccin est né. L'anatoxine est ensuite concentrée puis purifiée pour être utilisée comme telle. Au départ, elle était ajoutée à de l'amidon qui jouait le rôle d'adjuvant mais il a été rapidement remplacé par du phosphate d'aluminium qui montrait une nette efficacité du vaccin.

Le vaccin contre le tétanos est obligatoire en France depuis 1940. Il n'existe plus sous forme monovalente depuis plusieurs années mais trivalente accompagnée de l'anatoxine de la diphtérie et un mélange d'anatoxine et de protéine de la poliomyélite.

### 4) Vaccin contre la grippe

*Quelques dates clés :*

- 1918 : pandémie de la grippe espagnole
- Le premier vaccin antigrippal date des années 1930 et est produit sur œufs embryonnés
- Sa première grande utilisation remonte à la fin de la seconde guerre mondiale lorsqu'on vaccina des soldats américains au départ pour l'Europe
- L'institut Pasteur de Paris créée un laboratoire spécialisé pour la grippe en 1947
- 1957 : pandémie de la grippe Asiatique
- 1968 : pandémie de la grippe de Hong-Kong
- A partir des années 1970 on commence à mélanger différentes souches du virus pour optimiser le vaccin
- 2009 : pandémie de la grippe aviaire

Aujourd'hui le vaccin est composé de 2 souches A et de 2 souches B. C'est à l'OMS (Organisation mondiale de la Santé) de définir chaque mois de février les 4 souches à inclure dans le vaccin pour l'hémisphère nord, en se basant sur les souches ayant circulées l'année précédente.

La fabrication du vaccin se fait toujours par culture sur des œufs de poules embryonnés. Ce qu'on appelle virus vaccinaux (= virus contenant les souches à inclure dans le vaccin) se multiplient rapidement car le milieu est idéal et nutritif. Ces virus vaccinaux contenus dans le blanc d'œuf en très grande quantité sont extraits, filtrés, purifiés puis traités pour être inactivés (formol, rayonnements UV...).

Les souches sont ensuite combinées entre elles pour fabriquer le vaccin qui sera injecté juste avant la saison hivernale de chaque année.

# Item 58

Production et utilisation des anticorps monoclonaux

**Structure d'une immunoglobuline**

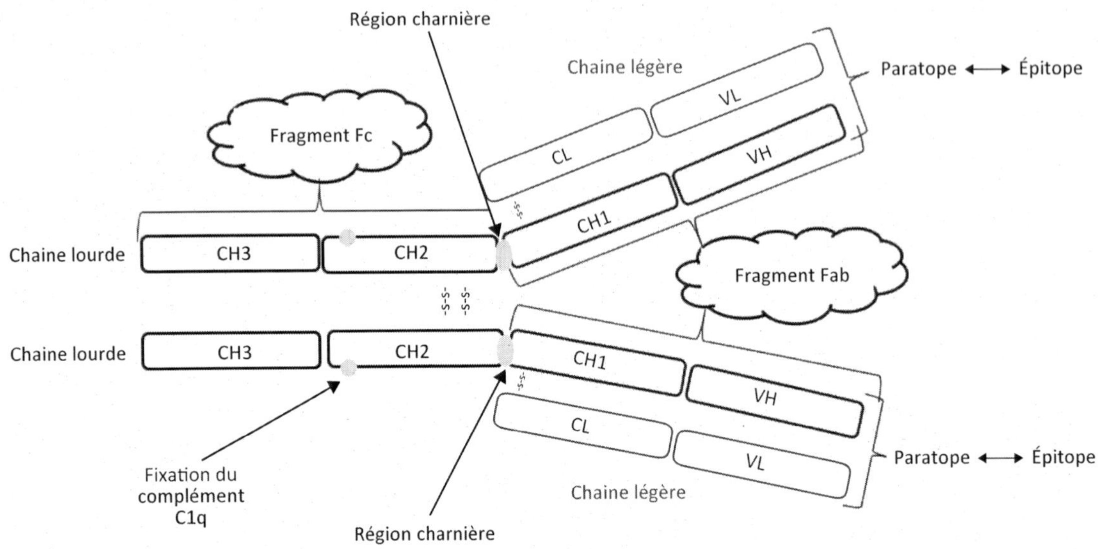


– En thérapeutique, on n'utilise que des fragments d'anticorps pour diminuer l'encombrement stérique et faciliter l'injection. Le fragment Fab est celui qui nous intéresse.
– Il existe **5 isotypes d'immunoglobuline**, mais nous en n'utilisons qu'un seul : les IgG.
– Parmi eux, seules les IgG3 ne sont jamais utilisées, car elles ont une demi-vie trop courte.

**Production des anticorps monoclonaux**

1. Administration d'un Ag à une souris : **immunisation de la souris**
2. **Différenciation** des LB en LB mémoires et en plasmocytes producteurs d'Ig spécifiques à l'Ag
3. Isolement des cellules spléniques : **récupération des plasmocytes** producteurs d'Ig
4. **Fusion des plasmocytes avec des cellules tumorales** comme les cellules myélomateuses (myélome).
   Cette fusion se fait en présence de **polyéthylène glycol** (PEG) qui permet la fusion membranaire entre les cellules. La cellule obtenue est appelée **hybridome**.
   Elle a la capacité de se multiplier plus rapidement, et de produire des Ig indéfiniment.
5. Ces hybridomes sont mis en cultures dans des **plaques multipuits**, pour qu'il y ait un hybridome par puit. On y ajoute un **milieu HAT** (Hypoxanthine, aminoptérine et thymidine) qui permet d'éliminer les plasmocytes et les cellules myélomateuses non fusionnés.
   → Les plasmocytes ne peuvent pas se multiplier dans un milieu HAT, ils s'élimineront d'eux-mêmes.
   → Les cellules myélomateuses seules, n'ont pas les enzymes nécessaires pour survivre dans un milieu HAT : hypoxanthine-guanine phosphoribosyltransférase (HGPRT-)
   Les hybridomes ont les enzymes du plasmocyte, ils pourront survivre dans le milieu.
6. Ces hybridomes sont **sélectionnés par criblage** en fonction de la spécificité des Ig qu'ils produisent : ELISA sur le surnageants.
7. Ils sont ensuite re-répartis dans des plaques multipuits. On y ajoute des facteurs de croissance (dilution). Ils forment **des colonies**. (Étape de clonage)
8. Multiplication :
   – Industrielle : production d'Ig dans le surnageant de culture cellulaire dans des bioréacteurs.
   – In vivo : injection d'un hydridome dans la cavité intrapéritonéale d'une souris. Sécrétion de l'Ig dans le liquide d'ascite. Purification par chromatographie liquide sur le liquide d'ascite.

| | **Avantages** | **Inconvénients** |
|---|---|---|
| **In vivo** | – Meilleurs rendements | – Risques infectieux<br>– Purification difficile<br>– Utilisation d'animaux de laboratoire |
| **In vitro** | – Réduction du coût<br>– Faible risque de contamination<br>– Meilleure pureté<br>– Éthique | – Faibles rendements |

| Les différents types d'anticorps monoclonaux thérapeutiques | |
|---|---|
| – **Les anticorps murins (-omab)** : pas utilisé en thérapeutique, ils entrainent une réaction immunitaire trop importante<br>– **Les anticorps chimériques (-ximab)** : Partie variable d'un Ac venant de la souris, greffée à la partie constante d'un Ac venant de l'homme. Il est humain à 60 %.<br>– **Les anticorps humanisés (-zumab)** : Partie hypervariable d'un Ac venant de la souris, greffée à la partie constante d'un Ac venant de l'homme. Il est humain à 90 %.<br>– **Les anticorps humains (-umab)** : il est humain à 100 % | |
| **Mécanisme d'action** | – Neutralisation des agents du « non soi »<br>– Opsonisation : fixation des Ig sur les récepteurs Fc sur les cellules phagocytaires<br>– Activation du complément<br>– La cytotoxicité à médiation cellulaire dépendante des anticorps (ADCC) : ils permettent l'interaction entre une cellule et les PNN<br>– Activation des mastocytes, éosinophiles, basophiles par les IgE |
| **Limites d'utilisation** | – Hypersensibilité<br>– Céphalée, fièvre, arthralgie, myalgie<br>– Risque tumoral et infectieux<br>– Prix élevé : arrivée des biosimilaires |

**Anticorps monoclonaux classés par DCI**

| Nom commercial | DCI | Type d'anticorps | Laboratoire titulaire | Domaine utilisé |
|---|---|---|---|---|
| **IDACIO®** | **adalimumab** | Anticorps humains | Fresenius Kabi Deutschland GmbH | Dermatologie |
| **HYRIMOZ®** | | | Sandoz GmbH | Gastro - Entéro - Hépatologie |
| **AMGEVITA®** | | | AMGEN EUROPE BV | Rhumatologie |
| **HULIO®** | | | Mylan | Rhumatologie |
| **HUMIRA®** | | | AbbVie Ltd | Rhumatologie |
| **IMRALDI®** | | | Samsung Bioepis NL BV | Rhumatologie |
| **PRALUENT®** | **alirocumab** | Anticorps humains | Sanofi-Aventis Groupe | Métabolisme - Diabète - Nutrition |
| **TECENTRIQ®** | **atézolizumab** | Anticorps humanisés | Roche | Cancérologie - Hématologie |
| **BAVENCIO®** | **avélumab** | Anticorps humains | Merck Europe BV | Cancérologie - Hématologie |
| **SIMULECT®** | **basiliximab** | Anticorps chimériques | Novartis Pharma SAS | Immunologie - Transplantation |
| **BLENREP®** | **bélantamab mafodotine** | Anticorps humanisés | GlaxoSmithKline Ireland Limited | Cancérologie - Hématologie |

| Anticorps monoclonaux classés par DCI | | | | |
|---|---|---|---|---|
| **Nom commercial** | **DCI** | **Type d'anticorps** | **Laboratoire titulaire** | **Domaine utilisé** |
| **BENLYSTA®** | **bélimumab** | Anticorps humains | GlaxoSmithKline Ireland Limited | Immunologie - Transplantation |
| **FASENRA®** | **benralizumab** | Anticorps humanisés | AstraZeneca AB | Pneumologie |
| **ALYMSYS®** | **bévacizumab** | Anticorps humanisés | Mabxience Research SL | Cancérologie - Hématologie |
| **AVASTIN®** | | | Roche Registration | Cancérologie - Hématologie |
| **AYBINTIO®** | | | Samsung Bioepis NL BV | Cancérologie - Hématologie |
| **MVASI®** | | | Amgen Technology (Ireland) UC | Cancérologie - Hématologie |
| **ZIRABEV®** | | | Pfizer Europe MA EEIG | Cancérologie - Hématologie |
| **ZINPLAVA®** | **bezlotoxumab** | Anticorps humains | Merck Sharp & Dohme BV | Infectiologie - Parasitologie |
| **BLINCYTO®** | **blinatumomab** | Anticorps murins | AMGEN EUROPE BV | Cancérologie - Hématologie |
| **ADCETRIS®** | **brentuximab védotine** | Anticorps chimériques | TAKEDA PHARMA A/S | Cancérologie - Hématologie |
| **KYNTHEUM®** | **brodalumab** | Anticorps humains | LEO Pharma A/S | Dermatologie |
| **CRYSVITA ®** | **burosumab** | Anticorps humains | Kyowa Kirin Holdings BV | Métabolisme - Diabète - Nutrition |
| **ILARIS®** | **canakinumab** | Anticorps humains | Novartis Europharm Limited | Rhumatologie |
| **LIBTAYO®** | **cémiplimab** | Anticorps humains | Regeneron Ireland U.C. | Cancérologie - Hématologie |
| **CIMZIA®** | **certolizumab pégol** | Anticorps humanisés | UCB Pharma SA | Rhumatologie |
| **ERBITUX®** | **cétuximab** | Anticorps chimériques | Merck Europe BV | Cancérologie - Hématologie |
| **ADAKVEO®** | **crizanlizumab** | Anticorps humanisés | Novartis Europharm Limited | Hémostase - Hématopoïèse - Hémoglobinopathies |

| Anticorps monoclonaux classés par DCI | | | | |
|---|---|---|---|---|
| **Nom commercial** | **DCI** | **Type d'anticorps** | **Laboratoire titulaire** | **Domaine utilisé** |
| **DARZALEX®** | **daratumumab** | Anticorps humains | Janssen Cilag International NV | Cancérologie - Hématologie |
| **PROLIA®** | **dénosumab** | Anticorps humains | AMGEN EUROPE BV | Cancérologie - Hématologie |
| **XGEVA ®** | | | AMGEN EUROPE BV | Cancérologie - Hématologie |
| **QARZIBA®** | **dinutuximab bêta** | Anticorps chimériques | Eusa Pharma Netherlands BV | Cancérologie - Hématologie |
| **JEMPERLI®** | **dostarlimab** | Anticorps humains | GlaxoSmithKline Ireland Limited | Cancérologie - Hématologie |
| **DUPIXENT®** | **dupilumab** | Anticorps humains | Sanofi-Aventis Groupe | Dermatologie |
| **IMFINZI®** | **durvalumab** | Anticorps humains | AstraZeneca AB | Cancérologie - Hématologie |
| **SOLIRIS®** | **éculizumab** | Anticorps humanisés | Alexion Europe SAS | Neurologie |
| **AIMOVIG®** | **érénumab** | Anticorps humains | Novartis Europharm Limited | Neurologie |
| **REPATHA®** | **évolocumab** | Anticorps humains | Amgen | Métabolisme - Diabète - Nutrition |
| **AJOVY®** | **frémanezumab** | Anticorps humanisés | Teva GmbH | Neurologie |
| **EMGALITY®** | **galcanézumab** | Anticorps humanisés | Eli Lilly Nederland BV | Neurologie |
| **MYLOTARG®** | **gemtuzumab ozogamicine** | Anticorps humanisés | Pfizer Europe MA EEIG | Cancérologie - Hématologie |
| **SIMPONI®** | **golimumab** | Anticorps humains | Janssen Biologics BV | Rhumatologie |
| **TREMFYA®** | **guselkumab** | Anticorps humains | Janssen Cilag International NV | Dermatologie |
| **TROGARZO®** | **ibalizumab** | Anticorps humanisés | Theratechnologies International Limited | Infectiologie - Parasitologie |
| **ZEVALIN®** | **ibritumomab tiuxétan** | Anticorps murins | Ceft Biopharma sro | Cancérologie - Hématologie |

| Anticorps monoclonaux classés par DCI | | | | |
|---|---|---|---|---|
| **Nom commercial** | **DCI** | **Type d'anticorps** | **Laboratoire titulaire** | **Domaine utilisé** |
| **PRAXBIND®** | **Idarucimab** | Anticorps humains | Boehringer Ingelheim International GmbH | Hémostase - Hématopoïèse - Hémoglobinopathies |
| **FLIXABI®** | **infliximab** | Anticorps chimériques | Samsung Bioepis NL BV | Rhumatologie |
| **INFLECTRA®** | | | Pfizer Europe MA EEIG | Rhumatologie |
| **REMICADE®** | | | Janssen Biologics BV | Rhumatologie |
| **REMSIMA®** | | | Celltrion Healthcare Hungary KFT | Rhumatologie |
| **BESPONSA®** | **inotuzumab ozogamicine** | Anticorps humanisés | Pfizer Europe MA EEIG | Cancérologie - Hématologie |
| **YERVOY®** | **ipilimumab** | Anticorps humains | Bristol-Myers Squibb Pharma | Cancérologie - Hématologie |
| **SARCLISA®** | **isatuximab** | Anticorps chimériques | Sanofi-Aventis France | Cancérologie - Hématologie |
| **TALTZ®** | **ixekizumab** | Anticorps humanisés | Eli Lilly Nederland BV | Dermatologie |
| **NUCALA®** | **mépolizumab** | Anticorps humanisés | GlaxoSmithKline Trading Services Limited | Pneumologie |
| **POTELIGEO®** | **mogamulizumab** | Anticorps humanisés | Kyowa Kirin Holdings BV | Cancérologie - Hématologie |
| **TYSABRI®** | **natalizumab** | Anticorps humanisés | Biogen Netherlands B.V | Neurologie |
| **OPDIVO®** | **nivolumab** | Anticorps humains | Bristol-Myers Squibb Pharma | Cancérologie - Hématologie |
| **GAZYVARO®** | **obinutuzumab** | Anticorps humanisés | Roche Registration GmbH | Cancérologie - Hématologie |
| **XOLAIR®** | **omalizumab** | Anticorps humanisés | Novartis Europharm Limited | Allergologie |
| **SYNAGIS®** | **palivizumab** | Anticorps humanisés | AstraZeneca AB | Infectiologie - Parasitologie |
| **VECTIBIX®** | **panitumumab** | Anticorps humains | Amgen | Cancérologie - Hématologie |
| **KEYTRUDA®** | **pembrolizumab** | Anticorps humanisés | Merck Sharp & Dohme BV | Cancérologie - Hématologie |

| Anticorps monoclonaux classés par DCI | | | | |
|---|---|---|---|---|
| **Nom commercial** | **DCI** | **Type d'anticorps** | **Laboratoire titulaire** | **Domaine utilisé** |
| **PERJETA®** | **pertuzumab** | Anticorps humanisés | Roche Registration GmbH | Cancérologie - Hématologie |
| **CYRAMZA®** | **ramucirumab** | Anticorps humains | Eli Lilly Nederland BV | Cancérologie - Hématologie |
| **LUCENTIS ®** | **ranibizumab** | Anticorps humanisés | Novartis Pharma SAS | Ophtalmologie |
| **CINQAERO®** | **reslizumab** | Anticorps humanisés | Teva BV | Pneumologie |
| **MABTHERA®** | **rituximab** | Anticorps chimériques | Roche Registration GmbH | Rhumatologie |
| **RIXATHON®** | | | Sandoz GmbH | Rhumatologie |
| **RUXIENCE®** | | | Pfizer Europe MA EEIG | Rhumatologie |
| **TRUXIMA®** | | | Celltrion Healthcare Hungary KFT | Rhumatologie |
| **KEVZARA®** | **sarilumab** | Anticorps humains | Sanofi-Aventis Groupe | Rhumatologie |
| **COSENTYX®** | **secukinumab** | Anticorps humains | Novartis Pharma SAS | Dermatologie |
| **SYLVANT®** | **siltuximab** | Anticorps chimériques | Eusa Pharma | Cancérologie - Hématologie |
| **ILUMETRI®** | **tildrakizumab** | Anticorps humanisés | Almirall SA | Dermatologie |
| **ROACTEMRA®** | **tocilizumab** | Anticorps humanisés | Roche Registration GmbH | Rhumatologie |
| **ADTRALZA®** | **tralokinumab** | Anticorps humains | LEO Pharma A/S | Dermatologie |

| Anticorps monoclonaux classés par DCI | | | | |
|---|---|---|---|---|
| **Nom commercial** | **DCI** | **Type d'anticorps** | **Laboratoire titulaire** | **Domaine utilisé** |
| **HERCEPTIN®** | **trastuzumab** | Anticorps humanisés | Roche Registration GmbH | Cancérologie - Hématologie |
| **HERZUMA®** | | | Celltrion Healthcare Hungary KFT | Cancérologie - Hématologie |
| **KANJINTI®** | | | AMGEN EUROPE BV | Cancérologie - Hématologie |
| **OGIVRI®** | | | Mylan | Cancérologie - Hématologie |
| **ONTRUZANT®** | | | Samsung Bioepis NL BV | Cancérologie - Hématologie |
| **TRAZIMERA®** | | | Pfizer Europe MA EEIG | Cancérologie - Hématologie |
| **ZERCEPAC®** | | | Accord Healthcare SLU | Cancérologie - Hématologie |
| **ENHERTU®** | **trastuzumab déruxtécan** | Anticorps humanisés | Daiichi Sankyo Europe GmbH | Cancérologie - Hématologie |
| **KADCYLA®** | **trastuzumab emtansine** | Anticorps humanisés | Roche Registration | Cancérologie - Hématologie |
| **STELARA®** | **ustékinumab** | Anticorps humains | Janssen Cilag International NV | Gastro - Entéro - Hépatologie |
| **ENTYVIO®** | **védolizumab** | Anticorps humanisés | TAKEDA PHARMA A/S | Gastro - Entéro - Hépatologie |

Achevé d'imprimer
sur les presses numériques de Dupliprint (95)

*Imprimé en France*